護脊修身

專業保健手冊

康域物理治療中心　國際護脊學院

商務印書館

編務人員

- 統籌小組(康域醫健網絡)：歐威豪先生　蘇俊龍先生
　　　　　　　　　　　　　林智成先生　廖明志先生
- 審校：馮玉珍小姐
- 攝影：嚴君南先生

護脊修身 專業保健手冊

編　　著：康域物理治療中心　國際護脊學院
責任編輯：黎彩玉
封面設計：張　毅
出　　版：商務印書館（香港）有限公司
　　　　　香港筲箕灣耀興道 3 號東滙廣場 8 樓
　　　　　http://www.commercialpress.com.hk
印　　刷：美雅印刷製本有限公司
　　　　　九龍官塘榮業街 6 號海濱工業大廈 4 樓 A
版　　次：2003 年 11 月第 2 版印刷
　　　　　© 商務印書館（香港）有限公司
　　　　　ISBN 962 07 3157 3
　　　　　Printed in Hong Kong

序言1

中華人民共和國香港特別行政區
HONG KONG SPECIAL ADMINISTRATIVE REGION, THE PEOPLE'S REPUBLIC OF CHINA

立法會議員(衛生服務界) Member of Legislative Council (Health Services)

麥國風 The Hon. MAK Kwok-fung, Michael MHSM, RMN, DNA

各位物理治療師:

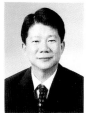

　　本人從事精神科護士二十多年,一直參與工會運動及投身社會事務,在二〇〇〇年更成功當選為衛生服務界的立法會議員,期間不斷為同業爭取專業自主及致力提高業界的專業地位,務求為廣大市民提供優質的醫療服務。

　　近年來,物理治療的專業地位不斷提升,應用層面已愈來愈廣泛,除可醫治各種痛症外,亦可應用在治療運動創傷方面。物理治療師更可透過促進扭傷、跌傷、拉傷及勞損的筋肌痠癒,及指導運動創傷後的體能訓練等,協助傷者回復身體機能。

　　事實上,經過同業多年來的努力,物理治療的專業服務已經有長足的發展。我相信在本人與業界的共同努力下,今後必能為物理治療界別的專業自主,取得更大的成就和更廣泛的支持。

　　最後,我想以「精益求精、同心為民」八個字,總結我對業界的期望。

立法會議員(衛生服務界)麥國風敬上

二〇〇三年六月十六日

九龍佐敦白加士街25至27號慶雲商業大廈8樓27室
Flat 27, 8/F, Hing Wan Commercial Bldg, 25-27, Parkes St., Jordan, Kowloon　電話 Office : (852) 23170108　傳真 Fax : (852) 23760948
電郵 E-mail : makkfm@netvigator.com　網址 Website : www.michaelmak.org.hk

序言 2

Preface

This book will find its place as a useful and handy resource for promoting community health and fitness. It not only offers a practical and convenient access to health information in a user-friendly format, but also to promote the health awareness of the public from physiotherapy perspective.

I wish to acknowledge a group of dedicated physiotherapists for their invaluable contributions to the production of this book.

John Chung

Chairman, Hong Kong Physiotherapists' Union

(香港物理治療師工會)

序言 3

　　康域物理治療中心編著的《護脊修身》手冊提供了多方面的辦公室職業安全及健康資訊，讓大眾意識到在日常使用顯示屏幕設備工作的人士有可能發生的健康毛病，如肩膀筋腱勞損、手痛麻痺及眼睛過勞等，尤其對了解已實施之顯示屏幕設備規例 *(Display Screen Equipment, DSE Regulations)* 有莫大幫助。

香港職業安全衛生協會

香港職業安全衛生協會是由一班安全從業員於1977年創辦，以非牟利及自願形式致力推行有關職業安全及健康的事務。會員大多為專業人士，而職業安全及衛生諮詢服務更推廣至各行各業，除此之外，更與世界各地有關組織保持緊密聯絡。如對該會有興趣者，可瀏覽下列網址：www.hkosh.org.hk。

自 序

　　轉瞬間，本中心已服務香港社會十多年。多年來，我們在已有物理治療專業知識的基礎上，不斷求取更多寶貴的臨牀經驗；同時，亦認識了很多來自不同階層的人士，部分更成為我們的老朋友，彼此分享寶貴的人生經驗，促使我們不斷成長及進步。

　　近年保健蔚然成風，本中心亦與傳媒分享了不少保健之法，並曾經將大家關注的課題匯集成書，冀能以專業而正確的訊息，幫助大家活出更健康的人生。今更幸獲商務印書館(香港)有限公司垂青，編著一本以"護脊減壓"、"健美修身"及"辦公室保健"為主題，輔以全新全彩插圖之書刊，闡釋城中十八個保健熱門話題，為本港健康叢書奠下了一個里程碑。

　　在經濟低迷的環境下，大家必須努力拼搏，但千萬不要忘記了健康的可貴，因為一旦患病，可能需要付出難以衡量的金錢及時間。因此，本書特別獻給我們的老朋友及市民大眾，希望各位可以減低不必要的醫療支出。良好體魄才是真正的財富，冀望大家一同為這財富增值！

　　在此，我們特別鳴謝香港各界別著名人士(排名不分先後)於百忙之中，為本書撰寫序言及專家推介。當中包括立法會議員麥國風先生、香港物理治療工會主席鍾恩亮先生、香港職業安全衞生協會各成員、李梵伕老師、英國保誠保險有限公司行政總裁王建國先生、屯門贖世主堂主任司鐸關傑棠神父、前伊利沙伯醫院運動創傷部主管龍衍輝骨科專科醫生及香港理工大學康復治療科學系教授兼副主任吳賢發博士等。

　　同時，本書能夠如期推出，有賴康域醫健網絡日夜趕工，努力得來的成果。

康域物理治療中心
國際護脊學院
2003年7月1日

鳴 謝

商務印書館 (香港) 有限公司

四通商業系統

香港職業安全衛生協會

香港3M有限公司　(提供拍攝場地：第2、3、5、10、11章)

宏遠創建　(提供拍攝場地：第4、6、16章)

OTO Body Care (H.K.) Ltd　(提供拍攝場地：第7章)

蓆夢思牀褥家具 (香港) 有限公司　(提供拍攝場地：第12、13章)

德藝會/博藝會　(提供拍攝場地：第8、14、16、17章)

麥國風議員　(香港特別行政區立法會議員——衛生服務界)

鍾恩亮先生　(香港物理治療工會主席)

王建國先生　(英國保誠保險有限公司行政總裁)

李梵伕先生　(國際水墨畫家聯盟主席)

吳賢發博士　(香港理工大學康復治療科學系教授兼副系主任)

龍衍輝醫生　(前任伊利沙伯醫院運動創傷部主管)

關傑堂神父　(屯門贖世主堂主任司鐸)

編著者簡介

• **康域物理治療中心**（www.healthfit2.com）

　　"中西薈萃，身神並兼"是本治療中心這十多年來對內培訓、對外診治的宗旨。本治療中心分佈於港、九及新界各交通樞紐地區，由二十多位富經驗之註冊物理治療師應診，其中多位更擁有碩士學位及認可之針灸文憑。

以下各撰寫者為中心主任物理治療師

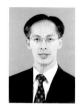

馮學斌

　　1984年理工學院物理治療系畢業。

　　曾服務於香港各區重點及教學醫院，其中包括伊利沙伯醫院、瑪麗醫院、灣仔綜合門診部及瑪嘉烈醫院等，其後更應邀擔任港大校外進修學院客席講師。期間曾於足科矯形、醫療心理學及針灸學等這幾方面專科繼續鑽研，並取得足科矯形進修證書、醫療心理學證書及廣州中山醫學院針灸文憑等。

　　十多年來不斷應各大傳媒作專題訪問、擔任嘉賓主持及撰寫專欄，包括：無線電視之"婦女新姿"、"都市閒情"、"閃電傳真機"及"全線大搜查"等，亞洲電視之"今日睇真D"，港台節目之"醫生與你"、"鏗鏘集"及《明報》、《經濟日報》、《快報》、《新報》、《壹週刊》、《Baby親子雜誌》、《Ours媽媽寶寶》等。

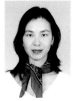

尹滿麗

　　1989年畢業於香港理工學院(今香港理工大學)。

　　曾服務於香港多家重點醫院，包括伊利沙伯醫院、沙田威爾斯親王醫院、屯門醫院及九龍醫院等，累積豐富臨床經驗。

　　擁有美國國家醫學會私人健身教練證書、香港脊骨關節舒整治療學證書及多國的綜合手法證書。對中西合治的療法具濃厚興趣，並修畢了中山大學醫學院的針灸文憑。現正於英國利物浦大學運動及營養科學修讀碩士課程。

陳毅文

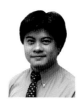

國際運動科學學會的體適能科學碩士，並獲英國利物浦大學運動與營養科學深造證書。

曾於《經濟日報》、《蘋果日報》、《Baby親子雜誌》、*PARENTAGE* 等多份報紙雜誌撰文，介紹醫療保健知識。亦曾任亞洲電視"方太生活廣場"、無線電視"都市閒情"、香港電台"醫生與你"的嘉賓主持。著有《專業keep Fit 教練》、《學童保健全接觸》、《肥媽媽Fit媽媽》等書。

同時擁有"美國國家運動醫學學會"之認可私人教練資格，亦曾於"國際運動科學學會"、"澳洲體適能專業教練學院"擔任私人體適能教練、兒童體適能教練、運動治療課程導師。

其他公職包括香港傷殘人士體育協會"運動醫學委員會"專任物理治療師、香港體育發展局"香港教練級別評定計劃"導師、教育及專業人員協會醫事顧問。並為"國際護脊學院"創辦人之一，現任該會主席。

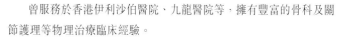

林偉國

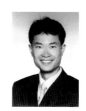

英國、澳洲及香港的註冊物理治療師。1990年以優異成績畢業於香港理工學院物理治療學系。

曾服務於香港伊利沙伯醫院、九龍醫院等，擁有豐富的骨科及關節護理等物理治療臨床經驗。

過去十多年，受各大傳媒邀請作專題訪問、擔任嘉賓主持及專欄作家等，當中包括無線電視、亞洲電視、《經濟日報》、《明報》、《快報》、《Baby親子雜誌》及《Ours 媽媽寶寶》等。同時不斷鑽研外國先進國家的精湛醫術，當中包括人體內臟與各神經系統的關係化的研究，在不同病理醫學上有其獨特見解。

呂寶英

澳洲新英倫大學醫療科學碩士，並獲香港理工學院物理治療專業文憑、廣州醫學院第一附屬醫院脊椎相關疾病診治證書、廣州中山醫科大學針灸文憑，同時修畢國際包氏導師協會(IBITA)高級包氏課程。

曾服務於香港多家醫院，照顧不同性質的病人。1998年應邀為福幼基金會在廣州的中風班導師；並於1997及1998年間，應邀為香港輪椅劍擊隊隨團物理治療師，出征意大利及匈牙利國際賽。其後對中風、脊椎病及針灸各方面繼續研究，並取得碩士學位。

曾應邀於無線電視、有線電視及《壹週刊》等作專業嘉賓，以及應邀到各社區中心及私人企業作演講，為公眾介紹健康知識。亦曾為《快週刊》撰寫健康專欄。

- **國際護脊學院**（www.spinal-institute.org）

本學院是一家自負盈虧的非牟利機構，旨在匯集各方面的醫療專業人士，以多元化理念結合客觀的專業資訊，有系統地進行教學及策劃不同的醫護活動和學術交流，提高大眾的護脊意識，並積極為關注脊骨保健的人士及工作者提供培訓。

蔡曉昌

國際護脊學院講師及物理治療師。以優異成績畢業於香港理工大學物理治療學系。並於2000年取得英國巴拉丁運動導師證書。後遠赴澳洲攻讀手法物理治療學碩士課程，另持有美國春田大學運動檢定及處方文憑與及國際足球協會運動醫學證書。

盧徑遠

康域 (紅磡) 物理治療中心之物理治療師，兼任國際護脊學院講師。

梁澤祺

國際護脊學院講師。曾擔任 2002 年釜山傷殘人士亞運會香港代表團的駐隊物理治療師。

Cnet 目錄

Content **目錄**

辦公室保健法

第一部分

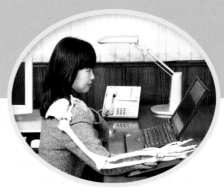

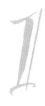

辦公室七大陷阱

　　某天，勞工處的職業安全及健康部的檢查員陳先生，正和李小姐分析她新近成立的網頁製作公司辦公室內的潛在危險。從他們的對話中，大家可以察覺，原來在辦公室裏，存在着許許多多不被人注意的"陷阱"。

陳：我是受勞工處職業安全及健康部委派，來為閣下的辦公室作危險評估。

李：我們的公司最近才成立，規模不大，只得十多名文職人員，以及一名清潔雜工。對大部分員工而言，他們的工作大都是面對電腦，輸入資料、數據，又或是打電話聯絡客人等，會有甚麼潛在危險呢！？

陳：其實很多人都忽略了辦公室的安全問題，以為文職工作不會牽涉到甚麼職業病。在開始為閣下的公司作評估前，閣下可以看一看這一份資料！（圖1.1）

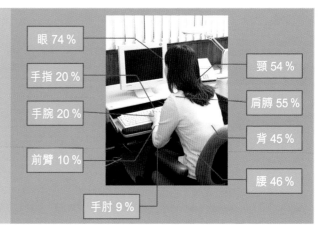

圖1.1
理工大學與職業安全健康局合作進行的一項調查顯示，大部分電腦使用者被眼部不適（佔74％）或頸、肩、腰、背痛（分別為54、55、46、45％）所困擾。

眼 74 %
手指 20 %
手腕 20 %
前臂 10 %
手肘 9 %
頸 54 %
肩膊 55 %
背 45 %
腰 46 %

　　相信大部分讀者都會像李小姐一樣，想像不到在辦公室工作的白領人士，都會蹅上很多勞損的問題。您很可能正被這等問題困擾而不勝煩惱！

李：　想不到就算坐在辦公室工作也會引致這麼多問題！

陳：　這些問題的出現，很多時是由於員工工作時姿勢不正確，而長時期作重複又重複的相同動作，不斷勞損，再加上缺乏適當的舒展、治療及護理而引致的。

李：　原來如此！怪不得近來總是覺得頸梗膊痛呢。還以為只是由於工作量增加，休息不足的緣故，休息一下就行了。

陷阱 1　只是休息就可以了嗎？

　　由於工作要長時間使用電腦顯示屏，電腦使用者可能會感到不適，出現短暫的健康問題，例如頸膊以至手腕部分疼痛不適、腰背肌肉勞損、眼睛過勞和需承受精神壓力等。這些問題表面上看來都是短暫的，可能在下班後休息一會，就會自然消失，但其實這種情況絕對不容忽視。因為，如果對這類短暫的毛病不加理會，這些症狀便可能與日俱增，漸漸惡化，演變成慢性疾病，需要作長期的藥物及物理治療，更甚者可能要動手術！

陳：　休息和治療固然重要，但更不可忽略的是預防。所謂預防勝於治療，將工作環境改善，就是最好的預防方法。我到訪貴公司的主要目的，就是要提高辦公室使用者對職業安全和健康的意識。

李：職業安全嗎？這個我知道。就以照明系統為例，我們就經過特別設計了！

陳：但據我觀察所得，這裏的照明系統明顯有問題！

李：不會吧！我們花了不少時間去設計辦公室的燈光佈置的，還使用了最光亮的燈泡，您看，整個辦公室都燈火通明呀！

陳：我不是懷疑貴公司的設計，只是以室內的照明而言，未免太"燈火通明"了吧。而且，那邊的座位，顯示屏背靠窗户，會使電腦使用者眼部不適的！

陷阱 2　光一點是否好一點？

別以為光一點就一定是好一點！其實環境的光暗，對任何工作者都有一定影響。就以電腦使用者為例，環境太暗，會令顯示屏幕的光變得刺眼；要知道電腦顯示屏是不斷在快速閃爍的，就

圖1.2
以柔和的環境燈光
配合桌面燈光作照
明，更能保障眼睛
健康。

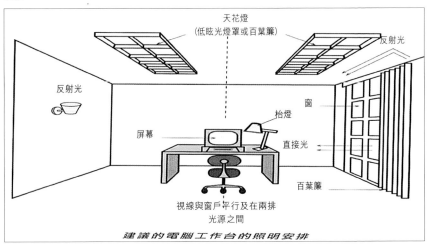

建議的電腦工作台的照明安排

如一個人在黑暗的環境下，用強力電筒向您的眼睛照射一樣，怎會好受？

當環境太光，特別是在背光的情況下，大量的光線射到眼睛裏，會令瞳孔自然收縮，相對而言，顯示屏的光度便顯得不足。當電腦使用者集中精神工作時，會強制性地"瞪起雙眼"，目不轉睛地看着顯示屏，令眼部的負荷大增；更甚者，因為看不清楚的關係，身體更不自覺地向前傾，造成姿勢不良。

其實，如果要同時用電腦工作，又要閱讀文件的話，應以柔和的環境燈光，配以桌面燈光為佳（圖1.2）。現時，有些公司推出了一種特別配合人體功效學（Ergonomics）的桌面燈，其特別之處，是備有特製的濾光鏡以避免眩光，能夠作多角度調校及在開燈時不會閃爍等，這樣可保持眼部能舒適工作（圖1.3）。然而，若未能提供上述輔助的桌面燈光，那麼工作範圍的照明度應維持在300-500勒克斯（Lux）之間。

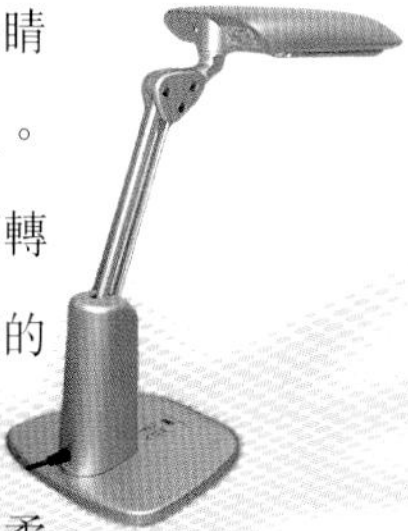

李： 還以為環境光亮一點，做事都醒目一點呀！

陳： 所謂過猶不及，照明度只要適中就可以了。但是，看見閣下的辦公桌（圖1.4）……

圖1.3
市面上推出了一種既不閃爍又能除去大部分眩光的座枱燈，能有效避免眩光刺眼之餘，亦能使眼部在工作時保持自然舒適。

陷阱 3　整理收拾刻不容緩

不少辦公室的白領一族，文件往往堆積如山，令辦公室有如"垃圾崗"一樣，層層疊疊，好不壯觀。有的人又為了外觀上的整齊，將桌面上的"垃圾崗"移位至桌下或椅旁，以"眼不見為乾淨"作原則，就以為問題已經解決了。其實，這些人不自覺地製造了一個又一個的"陷阱"!

文件堆積如山,既有礙美觀,又影響工作效率,還有一定程度的危險。如果桌面放了一杯水,因為尋找文件而打翻了的話,後果可能很嚴重!

然而,將這座"山"移至椅旁或腳下的話,在尋找文件時,就得彎腰、轉身、低頭。這個動作,令腰背承受的壓力大增,很容易做成肌肉拉傷勞損,又或是較嚴重的關節錯位,更甚者會導致椎間盤脫出,故此不可不防。

若文件不是放在椅旁,而是堆在桌面下,當取文件時,不僅要把腰彎得更低,平時更會阻礙桌面以下放置雙腿的空間,那麼,當使用桌面工作時,腰背又得要向前"鞠躬",造成腰背肌肉負荷增加。假若又要面對顯示屏工作的話,"鞠躬"的幅度就更大了,頸部及腰背所承受的壓力亦加劇,繼而受傷的機會、受傷的嚴重程度就不用再多說了。

因此,整理凌亂的辦公室實在刻不容緩!有關這方面的資料,大家可以參考"五常法"——常組織 (Structurise)、常整頓 (Systematise)、常清潔 (Sanitise)、常規範 (Standardise) 和常自律 (Self-discipline)。

圖1.4
環境混亂除了影響工作效率,還有很多潛在危險。

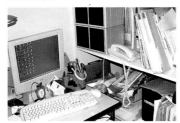

李: 真抱歉,近來比較忙,經常開"OT",沒有時間清理一下。

陳: 我不是這個意思。辦公室過度混亂固然會影響工作效率,亦容易引致意外!不過,經常開"OT"絕對不是一件好事!

陷阱 4

超時工作 = 工作能力好？

開"OT"可謂打工一族的常事。在現今的高增值時代，工作量只會有增無減，但人手的編制方面往往不足以應付，所以經常都要開"OT"。其實，每個人的工作能力都是有限的。如果工作量太大，需要經常開"OT"的話，可能是辦公室的人手不足，但亦可能是未能好好分配工作先後或未能善用時間。

"OT"，這類超時工作，只能偶一為之，不能長久。作為僱主，在可能的範圍下，應該聘用充足的員工，或應用"彈性上班時間"，以便分配人手；另方面，亦可以多與員工溝通，與他們一起計劃一個工作時間表，列明各員工的工作範疇、每件工作的程序和預計完成時間，並讓各員工了解每件工作的目的和意義，從而懂得工作的緩急先後而作靈活調節。這樣會令員工在執行工作時目標更清晰，更得心應手之餘，亦更具滿足感。員工方面亦應多表達意見，避免因工作壓力太大而精神緊張，影響身體健康和工作效率。

有關紓緩壓力的辦法，詳見第三部分"踢走壓力有良方"。

李：因為公司新成立，很多事務都未能掌握清楚，難免有"OT"的情況。

陳：這種問題應該盡快解決，因為作息定時，對任何人都很重要。相信您都有聽聞過貨櫃車司機因超時工作，以致疲勞過度，發生嚴重交通意外的事了。

李：那麼，我得要跟員工們商量一下，會否採用"彈性上班時間"一類的方案。

陳：能踏出這一步就好了。但請您看看您的椅子(圖1.5)。

李：有甚麼不妥嗎？我就是喜歡它的顏色，富時代感嘛！

陷阱 5 時尚？舒適！

很多人在工作時，都忽略了坐姿的重要性。其實，桌、椅的高度要配合得宜，坐姿才能保持正確，工作起來才能順暢舒適、得心應手。

先說椅子。李小姐的椅子外型和顏色都極富時代感，但是椅子在設計上並不適合在辦公室使用。其實，辦公室適宜使用附有輪子的五點座腳的椅子，這種椅子同時要有可調校高度和斜度的背靠和手靠，若有可調校高低及可旋轉功能的則更佳(圖1.6)。當電腦使用者坐着時，雙腳應可平放在地面，而膝關節和髖關節約

圖1.5

以辦公室的椅子而言，這椅子的缺點是：

- 背部缺乏足夠承托
- 背墊不能調校角度
- 坐墊的深度和闊度不足
- 沒有手靠
- 五點腳架構成的平面，面積太小，容易失去平衡

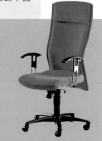

適合辦公室使用的座椅：

- 背墊能提供足夠承托，並能調校角度
- 坐墊的深度應能承托整個髖部至膝後4-5公分
- 設有可調校斜度的手靠
- 五點腳架構成的平面，面積較大
- 座墊軟硬適中，前沿以渦形設計為佳

圖 1.6

成90度；若雙腳未能以正常坐姿平放在地面的話，可加添腳踏。

桌面的高度，約在電腦使用者坐着時，手肘承托在手靠上，調校至與桌面成水平，避免因太高或太低而令上肢的負荷增加。

有關座椅的分析，詳見第二部分"座椅滿陷阱"。

陳：　除了桌椅之外，我們還要留意眼睛和屏幕的距離、手腕的承托等。

李：　我們已有鍵盤和滑鼠墊給員工使用了！

陳：　但他們懂得正確的使用方法嗎？

李：　"托"着手腕不就行了？

陷阱 6 屏幕距離要留心

千萬不要忽略眼睛與顯示屏的距離——距離太近或太遠，對眼睛都有不良影響。太近，容易導致近視；太遠，會因為看不清楚而要"瞠眼"細看屏幕，亦非好現象。其實只要將能顯示清晰穩定影像的顯示屏，放置在使用者頭部的正前方約35-60公分的位置，屏幕最頂一行的文字略低於視線水平，並遠離強力電磁場的來源（如大功率揚聲器或手提電話），調校適當的字體大小、屏幕光度、對比度等，已能大大減低電腦使用者的頸部和眼睛的勞損了。

陷阱 7　一味靠"托"？

　　這裏的"托"，不是指下屬對上司阿諛奉承。不少公司都會體恤員工，為每位電腦使用者提供鍵盤墊和滑鼠墊(圖1.7)，不過很多人都以為，在打字時都應"托"着手腕，和緊緊地將手肘緊貼椅上的手靠來工作。其實，在打字或使用滑鼠時，是無需緊貼承托墊的，反而是要放鬆上肢的各關節，有節奏地工作，只需在適當的時候，將上肢放在承托墊上休息便足夠了。

　　另外，值得一提的是，現時很多人都需要一邊用電腦，一邊用電話跟客人交談，尤以從事金融業或諮詢熱線服務的工作者為甚。他們會以肩膊夾着電話，一邊打字，一邊看着顯示屏，姿勢怪異的同時，又令頸膊以至手腕放在不適當的位置，容易引致肌肉勞損。其實，市面上有一些供辦公室用的電話免提裝置，只要使用得宜，既美觀，又能提高工作效率，更可以避免頸部肌肉拉傷，一舉數得。

圖1.7
鍵盤和滑鼠墊等工具要使用得宜，才能避免勞損。

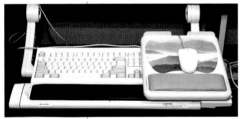

　　以上種種問題的對治方法，可參考下一章"避免職業勞損有妙方"。

陳：所以，就算所有設備都齊全了，亦不等於在辦公室內工作沒有危險。員工的職業安全和健康的意識，往往比外在的設備更為重要！

擊破 "陷阱" 靠專家

正如文中曾提及到，使用鍵盤墊這種看來微不足道的問題，都可能會因不懂分析、使用，而"得物無所用"。我們很容易可以檢查到辦公室的保障設備是否足夠，但辦公室的使用者對自身安全的意識和認知，往往比外在的設備更為重要！因此，企業除了要有保障員工健康的設施外，還要為員工提供有關設施的資料、使用的方法、訓練及監督。

其實，任何辦公室，甚至在家中，都存在或多或少的陷阱。若您細心留意一下自己的辦公室，很可能亦發現上述的問題。當然，本文所涉及的，只是冰山一角。坊間有不少專業團體都積極舉辦有關辦公室的職業安全講座（圖 1.8），講述辦公室工作的潛在危險，以及避免這類危險的預防措施。

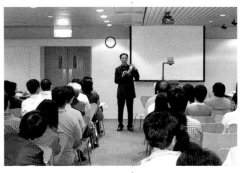

圖 1.8
不少機構為使員工多了解保健知識，會請專業人員舉辦有關講座，講授有關辦公室的職業健康及安全知識。

李：啊，原來有這麼多問題，真是不講也不知呢！但又要增添設備，又要訓練員工，所費不菲呀！

減少開支？

在不景氣的情況下，有些公司，或許為了減少開支，不願評估辦公室的危險情況，及作出相應的對治措施。這樣其實已經觸犯了由勞工處的職業安全及健康部所訂立的規例了。

其實，當員工出現上述病徵而需要進行各種治療時，其費用

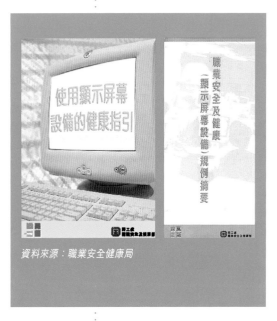

資料來源：職業安全健康局

對僱主、對員工，以至對整體的醫療服務來說，都是十分昂貴的。而員工一旦因工受傷而不能工作，又會令整家公司的生產力下降，加重其他員工的工作負擔，甚至需要"OT"。這時就更影響士氣了。倘若這種情況不斷重複，形成惡性循環的話，公司實際成本一定會"因減得加"，實屬不智。

　　既然如此，大家為何不盡早做妥預防措施？！

避免職業勞損有妙方

雖然辦公室的工作較為靜態，但香港社會經濟發展急速，着重效率，白領一族每天面對大量沉重又重複的工作，例如使用電腦、趕文件、接聽電話等。另外，由於經濟環境不理想，人力資源相對減少，往往需要超時工作，增加工作量之餘，身體也缺乏充足的休息。長期在這種環境工作，身體因過勞而不能補充及復原，於是出現一系列勞損性的職業病。

常見的辦公室職業病

常見的辦公室職業病，主要分為三大類：肌肉筋骨勞損、視覺及眼睛毛病、心理及情緒不安。

職業病 1 肌肉筋骨勞損

何謂肌肉筋骨勞損？肌肉筋骨是指控制身體活動的肌肉、骨骼及關節組織，只要大家看着自己的手腕，並握着拳頭及放鬆，便可看見這三種活動中的組織，但深藏於手腕之中，被軟組織重重包裹着的神經線大家卻看不見。

勞損是指，人們因長期重複及持續某些動作，日積月累之下，使肌肉筋骨慢慢地磨損。患處早期感覺疲勞及疼痛，稍事休息後或睡醒後症狀全消；不久痛楚又生且持續，難以消散或需要藥物輔助，甚至逐漸蔓延至身體其他部位。

如患者此時依然重複該些勞損性的動作，病情便會持續並惡化，導致嚴重發炎、疼痛不消，甚至徹夜難眠。而患處附近肌肉皆受影響，若神經線被刺激發炎，更有可能伸延至整隻肢體，這樣便會喪失活動功能。例如部分患有腕管綜合症的患者便會有上肢疼痛的病情。

常見有肌肉筋骨勞損的關節

(a) **頸部**："寒背"（圖2.1）或頸側向一邊的姿勢（如電腦顯示器放於桌子的左邊或右邊），均會增加肌肉負荷，令肌肉酸痛，甚至演變成頸椎炎。

(b) **肩膊**：在處理文件及使用電腦時，上肢未能得到有力的承托，肩膊肌肉便需要收緊來支持上肢重量，造成肩膊肌肉勞損；另外，用肩膊夾着電話聽筒（圖2.2），也是導致肩膊勞損的原因。

(c) **手腕**：腕管綜合症近年逐漸為人熟悉，其影響可以十分嚴重，成因主要為使用滑鼠時手腕與桌面磨擦，引致圍繞腕管的軟組織增生，壓迫肌腱及神經線。另外，大拇指長肌炎亦是另一種常見症狀，通常成因是重複使用大拇指而引致肌腱發炎，例如不斷地使用釘書機。

(d) **腰背部**：當人坐着時，脊骨承受的壓力較站立時大，如長時間坐着工作而

圖 2.1
"寒背"會勞損頸椎。

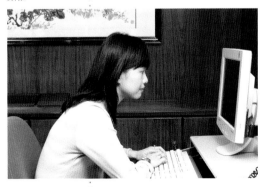

未能維持良好姿勢的話，腰背便容易勞損，更甚的會引致坐骨神經痛。

職業病 2 視覺及眼睛毛病

長時間低頭工作或對着顯示屏，眼睛集中焦點於近距離的物件，容易造成眼睛疲勞、視覺模糊及刺痛等現象。另外，當辦公室桌面的光源如顯示屏光度太強、顯示屏幕反光或屏幕閃爍跳動，亦會造成雙眼疲倦、刺痛，甚至暈眩等症狀。由於眼睛及視覺的毛病最易為人疏忽，常被誤為因休息不足引致的，故大家便忽略了工作時的姿勢或辦公室的環境。

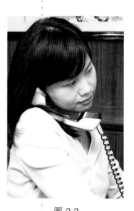

圖 2.2
長期用頸及肩膊夾着電話聽筒，會令頸膊肌肉酸軟及疲勞。

有學者提出，配戴隱形眼鏡的人士更容易有眼睛乾澀毛病。他們認為，長時間目不轉睛的看着顯示屏，令眼球活動所帶來的分泌及滋潤功效顯著下降，再加上隱形眼鏡緊貼眼球，配戴人士更容易感到眼睛乾澀並疼痛。所以配戴隱形眼鏡者更需小心保護眼睛。

職業病 3 心理及情緒不安

長時間不停地工作，容易產生心理壓力；急忙趕工的情況導致精神過分集中，容易產生精神疲勞、胃痛等症狀；部分患者經睡眠休息後仍覺身心疲倦，更甚者出現失眠，導致精神散漫及缺乏集中力，工作效率下降。

解決方法：
辦公室設計要得宜

其實辦公室的職業病，大部分是可以避免及預防的，正所謂"預防勝於治療"，對上班一族最適合不過。要預防，首先從基本辦公室設計開始。

圖2.3
正確坐姿：用腳踏板作承托，盡量平均地坐在椅墊上，腰部挺直並平貼椅背，手肘曲度大約為90度，最後還要放鬆雙肩。

圖 2.4
與顯示屏保持有一隻手距離（約60公分），可避免眼睛受損。

方法 ①　　**選擇與調校座椅四部曲**

a. 選擇適合的辦公椅：以可調校坐墊高度、椅背傾斜及有轉輪的最為適合；建議可調校的坐墊高度為35公分，坐墊深度大約38-42公分，椅背傾斜度大約30度。

b. 調校坐墊高度：選擇了合適的座椅，亦需學習如何調校。首先，在座椅前站立，將座椅墊高度調校至膝蓋骨下端，當坐下時，大腿應舒服地坐於墊上，然後調校椅背斜度直至腰背保持挺直平貼椅背，腰肌便能鬆弛。

圖 2.3

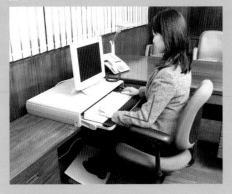

圖 2.4

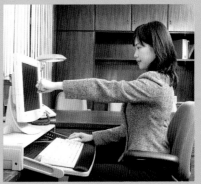

c. 配合辦公桌的高度：如辦公桌過高或過矮，手肘及前臂便得不到承托，這時辦公椅便需調校高低，直至手肘成90度放於桌上（圖2.3），使雙肩放鬆。

d. 用具配合：個別人士有不同的坐姿，部分人習慣微向前傾，那麼一個薄的腰墊便能給予適當的承托力。另外如雙腳未能舒適地平放在地板上，便需加上腳踏板作承托，以減輕腳部和腰部之疲勞。

方法 2　使用電腦有竅門

調校好辦公椅的高度後，便能減少頸膊痛等大部分使用電腦時產生的問題。另外，顯示屏最好放置中央，避免頭部向一邊轉側；並留有60公分的距離，大約為一隻手的長度(圖2.4)。鍵入資料及使用電話時，最好使用免提聽筒(圖2.5a,b)，既可避免頸膊勞損，又可增加工作效率。

圖 2.5a,b
盡量使用免提聽筒以提高工作效率，及預防頸肌勞損。

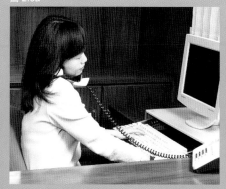

圖 2.5a

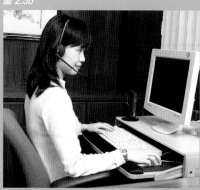

圖 2.5b

使用顯示屏幕濾鏡，能有效減低顯示屏反光，減少對眼睛造成的疲勞。此外，盡量將顯示的文字放大，可使眼睛較舒適地工作。如需輸入文字，亦可配置文件架於顯示屏兩旁，以放置文件，避免頸部向下，造成頸肌不適。而當輸入大量資料或文字時，一個配合手形的鍵盤能有效地減低手指的勞損。另外，使用滑鼠墊能減低手腕與桌面的磨擦，避免腕管綜合症。

手提電腦日漸普遍。手提電腦雖則輕巧細小，但使用時產生的問題比桌面電腦更大。如雙手使用狹窄的鍵盤更容易使手腕勞損。解決方法除了間歇休息外，大家也可使用專門為手提電腦而設計的滑鼠墊；另外，使用外置滑鼠能避免過分集中於食指發力，如果空間足夠，配上專用斜台 (圖2.6)，雙手便能更舒適。

圖 2.6
使用以人體功效學設計的手提電腦工作斜台及滑鼠，能有效減低上肢勞損。

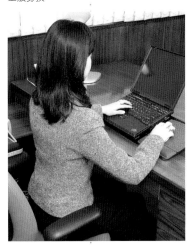

小結：員工僱主均有責

如果擁有一流的辦公室，配合強健的體魄、良好的姿勢，可有效預防辦公室職業病。員工也有責任注意個人健康，避免患上職業病。在英美等西方國家，早已立例並發出指引給僱主及員工，鼓勵及提倡健康辦公室，僱主及員工亦有責任依從指引，遵守規則。香港政府現已實施同類法例，希望大家可以有一個健康的辦公室環境，進而提高工作效率。

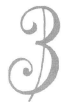工作不忘運動

香港人向來以拼搏勤力著名,整天工作也不言倦,加上電腦日趨普及,人們"機"不離手,結果,運動成了他們的奢侈品,壯年人"大肚腩"的特徵,已成為最流行的辦公室"cyber look"。

高危病年輕化

Johnny,是三十來歲的上班一族,幾乎每天都要在狹窄的辦公空間裏,度過8至10小時以上,捱得滿身勞損,不是頸緊膊痛,就是肚腩"發福"、臀部肥大、小腿粗腫。在最近一次的全身檢查中,還發現他有高膽固醇、高血脂等城市病,這顯然跟他長期坐着工作,又缺少適當運動有密切關係。這類病近年有年輕化趨勢,情況令人擔憂。

辦公室健美操十式

即使知道運動的重要性,許多人仍藉詞沒有時間、沒有地方,又以怕做運動的姿勢不正確而弄傷身體等等理由,拒絕做運動。其實只要每天運動兩至三次,每次花上10分鐘左右,利用身邊的椅子、桌子及其他辦公室物件,也可做到多種針對身體各部位的伸展 (stretching) 及強化 (strengthening) 運動。如果大家想擁有廣闊的胸襟和強壯的臂彎,就一齊來keep fit吧。

簡易健美十式

運動 1　直背擴胸運動

主治：先天過高的"寒背"、坐姿不正的"寒背"、過勞無力的背脊、頸緊背痛、胸呼吸不暢。

圖3.1
第1式：直背擴胸運動

方法：首先臀、腰、背緊貼椅背坐好，或挺身站好，然後收緊下巴，把頭放正，然後挺起胸腔，雙手在椅背後或在身後扣緊手指，保持手臂伸直(圖3.1)。接着把雙手提高，同時呼氣，直至感到兩肩胛骨之間的地方併合起來。維持動作5秒；然後可把雙手放下，同時吸氣，直至胸口處完全放鬆。重複動作5至10次。

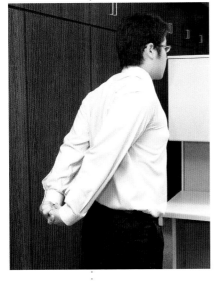

效果：伸展身前大胸肌，擴展胸部，令肺活量增加，促進心肺功能和呼吸暢順，改善肩痛、"寒背"和上身體態。

運動 2　胸部結實運動

主治：男士胸肌薄弱、臂力不足，女士因缺少運動以致胸肌發達不足，或產後乳腺發大的胸部下垂。

方法：在桌邊合腳直膝站着，雙手以膊闊的距離在桌上支撐上

圖3.2a,b 第2式：胸部結實運動

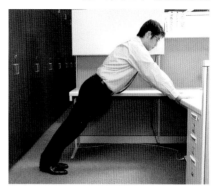

身（圖3.2a）；接着屈曲手臂將身體慢慢放下，同時吸氣（圖3.2b）。重複動作10至30次。注意在動作進行時，全身要保持成一直線。

效果：強健和結實大胸肌、上臂二頭肌和三頭肌，防止三者鬆弛及下垂。動作越慢，改善線條的效果越好。

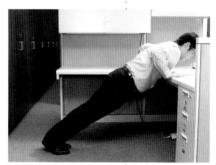

 運動 3

肩膊增橫運動

主治：肩膊及上臂肌肉無力、"A字膊"、"膊頭位過瘦"。

方法：坐正或站正，雙手握緊重物，例如書本或公事包，然後雙手往兩邊提高至80度，同時呼氣，保持兩肩放鬆，手臂微曲（圖3.3）。維持動作5秒，然後再慢慢吸氣放下兩手。重複動作10次。

效果：促使膊位三角肌發達強大，增強臂力及握拳力。

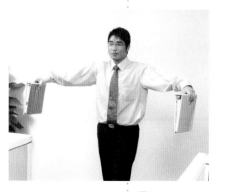

圖3.3
第3式：肩膊增橫
運動

上臂後側結實運動

主治：長期從事文職工作致上臂鬆弛無力。

方法：先站立好或坐靠椅背，將手臂拉後放在椅背頂，手握重物。呼氣時將手臂伸直，提起重物，維持動作5秒；然後再吸氣，將重物慢慢放下（圖3.4）。重複動作10次。

效果：結實上臂後側的三頭肌，增強手臂的推力。

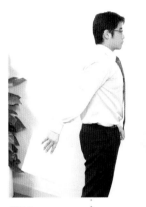

圖3.4
第4式：上臂後側
結實運動

背部增橫運動

主治：背部過瘦、"直落無線條"、上窄下闊的身型。

方法：坐在有扶手的椅上，雙腳放鬆平放地上，雙手放在扶手上。呼氣時用力將手臂伸直，而手臂要靠貼身體，直至可支撐臀部離開椅面（圖3.5），維持動作5秒。然後吸氣，將手彎曲，把臀部輕輕放下。重複動作10至30次。注意只用手力，不用腳力。

效果：使背肌發達，形成游泳選手般的"倒轉三角"美背效果，同時也可結實上臂前後的二頭肌和三頭肌。

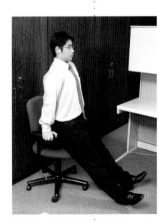

圖3.5
第5式：背部增橫
運動

運動 6　直立式 sit-up 運動

主治：長期坐着引致的腰骨痛及"大肚腩"、懷孕時
的腰痛、產後的"肚皮鬆弛"、穿高跟鞋引致
的腰骨痛。

方法：背靠牆或門站好，頭後枕、上背、臀部要貼
緊牆面，腳後跟可離牆5公分，一手放於腰
後與牆壁之間的空隙。呼氣時用力收緊腹
部，把腰背壓向手背，好似做sit-up時收細腰
圍一般，但頭及上身不可離牆 (圖3.6)，維持動作5至10
秒。然後吸氣放鬆。重複動作10至30次。

效果：結實腹肌、平衡腰背及盤骨的肌肉，既可減輕腰痛及改
善"大肚腩"，也可改善因久坐而無力站立的現象。

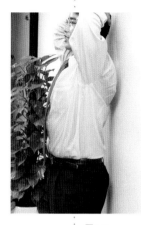

圖3.6
第6式：直立式
sit-up運動

運動 7　收緊臀部及大腿運動

主治：久坐而引致的臀部肥大、"啤梨身形"，及大腿內側鬆弛。

方法：雙手靠着辦公室家具，單腳平衡站着。把離
地的一隻腳伸直拉後，靠向支撐腳那邊，然
後慢慢提高，直至感到臀部收緊，維持動作
5秒。然後把腳放回地上 (圖3.7)。兩腳交替
重複動作10至30次。注意保持上身垂直，不
可向前傾。

效果：結實臀部和大腿內側肌肉，讓腰骨和髖關節
得以伸展。

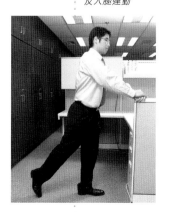

圖3.7
第7式：收緊臀部
及大腿運動

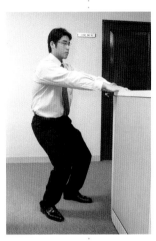

圖3.8
第8式：收緊大腿
運動

運動 8

收緊大腿運動

主治：少走動的大腿變得鬆弛，久坐站起時雙膝發軟無力。

方法：將雙腳分開至肩膊距離站着，然後屈曲雙膝蹲至90度，臀部往後坐，仿似在坐"無影椅"，保持大腿跟地面水平，維持動作5秒。然後慢慢回升身體(圖3.8)，速度越慢越好。重複動作10次。

效果：結實臀大肌和大腿前側四頭肌，加強上落樓梯的力度。若想同時結實大腿內外兩側肌肉，可將雙腳盡量分開。

註：穿窄裙的女士可能要回家才能做此部分運動。

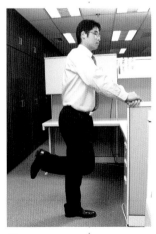

圖3.9
第9式：收緊大腿
後側運動

運動 9

收緊大腿後側運動

主治：因長期坐着而使大腿受壓變粗。

方法：雙腳平放站着，雙手緊靠辦公室家具作平衡，將其中一隻腳屈曲後，令腳內側盡量貼向另一隻腳的臀部(圖3.9)，維持動作5秒。然後慢慢放下，雙腳重複動作10次。要注意保持雙膝前後並排。

效果：結實大腿後肌，改善大腿整體形態。

運動 10 伸展小腿後側運動

主治：小腿因長期坐下導致血液循環減慢而變
得粗腫，或長期穿着高跟鞋導致小腿肌
肉特別發達。

方法：前後腳站着，前膝屈曲，後腳伸直。上
身微微向前，同時保持前腳腳跟緊貼地
面(圖3.10)，維持動作10秒。會感到小
腿拉緊。左右腿可分別向後伸直拉筋10
次。

效果：小腿變得修長，減低腳底筋膜炎及晚間
抽筋的機會。

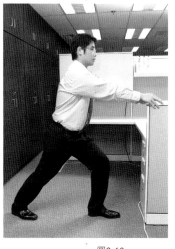

圖3.10
第10式：伸展小
腿後側運動

小結

以上十式運動均簡單容易，無論是在辦公室或在家裏都可以
進行，而動作次數因人而異。初學者要視乎個人能力，適可而
止，否則只會弄傷身體。只要各位有恒心，健康體態不難擁有。

25

Office Ladies 的肩膊煩惱

現時香港在職女士人數不斷上升，她們大都在辦公室內工作，故有OL (Office Lady) 一族之稱。這羣OL一族大部分時間都在處理案頭工作，上肢休息機會少，故其肩膊容易勞損。很多女士擔心患上"五十肩"，但其實對OL一族來說，肌腱勞損的威脅可能更大。

三十歲任職秘書的王小姐，最近發覺自己的右前膊無故發熱及疼痛，痛得她不能入睡。她於是去看醫生，經診斷後是前膊肌腱發炎。現在王小姐正接受物理治療，進展良好。其實，現時有許多OL一族，也有與王小姐類同的病徵，這與她們日常的工作及生活習慣不無關係。

我們且看看王小姐一天的工作流程，分析誘發其前膊肌腱發炎的原因，以便找出治標又治本的方法。

王小姐一天的工作流程

早上 7:00　家中

每天，王小姐都會花至少30分鐘在鏡前化妝及整理頭髮。

- **潛伏危機**　修眉毛、畫眼線、整理頭髮時，需要單一隻手臂提起，並維持一段時間。由於這隻手臂欠缺承托，手臂的重量便由肩膊的肌肉承受，加上化妝時涉及小幅度的前臂及手腕活動，亦全靠肩膊肌肉支撐，容易令肩膊前面及頂部的肌肉疲累。

早上 8:00　地鐵上

　　王小姐每天乘搭地鐵往中環上班，車程大概20分鐘。她習慣用單邊肩膊揹手袋，同時手提紙袋以攜帶飯盒。

- **潛伏危機**　雖然王小姐的手袋及飯盒並不太重，然而由於地鐵內通常十分擁擠，使她甚少轉換肩膊揹袋或拿紙袋，在車廂內需要站立大約20分鐘，使肩膊的肌肉容易變得緊張。

早上 10:00　辦公室

　　王小姐早上的工作是為老闆處理文件，如遇上開會，更要為其他開會的同事預備文件。

- **潛伏危機**　文件的重量往往不輕，搬動文件時，雙膊肌肉負荷加重，在捧文件時亦要用上臂的肌肉，增加肩膊肌腱勞損的機會。開會過後，王小姐又要把沉重的文件一件一件的放回高架上。這樣，肩膊前面及上部的肌肉和肌腱又增加一次勞損機會，長期累積之下不難引起發炎。

下午 2:00　電腦前

　　王小姐需要處理許多文件，她需要花至少2小時使用電腦工作。由於她的辦公桌的桌面空間不足，在放置電腦螢光幕及鍵盤後，實在沒有足夠空間讓她承托雙臂。

- **潛伏危機**　操作電腦或打字時如雙臂欠缺承托，使其他肌肉長期收緊而縮短，既易引致疲勞，亦使上臂的活動受影響，使肌腱更容易受肩峯壓住而發炎。同時，上臂及肩胛骨的肌肉由於要不停地協助手腕移動滑鼠，所以肌腱勞損的範圍往往是由上背肩胛肩膊延至整個上肢。

下午 6:30　健身中心

王小姐放工後，偶而亦會到健身中心運動，她最愛練習"跑步機"和"划艇機"，每次至少練習20分鐘。由於時間倉卒，練習前她很少做熱身及拉筋運動。

同時，王小姐在使用划艇機時，技巧不太正確，大部分時間都以雙臂用力拉向自己，沒有運用雙腿的力量協助，使上肩膊肌肉大大超出負荷，引致發炎。健身變傷身，適得其反。

* **潛伏危機**　王小姐在跑步機上練習時，習慣把雙手放在機上的扶手。這個動作，令前膊肌肉不能放鬆，加上雙手不能如跑步時自然擺動，肩膊會受不必要的拉扯，使肌腱容易受傷。

日常習慣

王小姐坐立時，兩邊肩膊向前彎，有輕微的"寒背"現象。

* **潛伏危機**　一般情形下，當我們舉高手臂時，肩峯與肩膊肌肉的肌腱之間存有一定的空間 (圖4.1)；但當雙膊前傾，這空間便大大減少，在舉手時更容易使肩峯夾着肌腱，引致發炎 (圖4.2)。

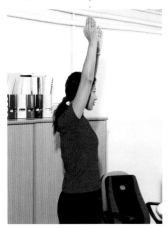

圖4.1
肩峯與肩膊肌肉的肌腱之間存有一定的空間。

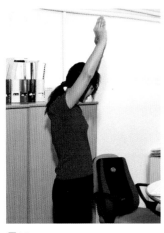

圖4.2
但當雙膊前傾，這空間便大大減少，在舉手時更容易使肩峯夾着肌腱，引致發炎。

紓解肩膊勞損的方法

　　若大家不想有王小姐的遭遇，除了要避免以上情況外，最直接有效的方法，莫過於做合適的運動。以下的運動，是物理治療師為預防肩膊病患而設計，方便易學，只要每天花數分鐘的時間，便能大大減低肌腱發炎的機會，並可在一般辦公室內進行。

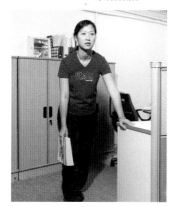

圖4.3
紓緩肩關節。

方法 1　紓緩肩關節

　　側身前後腳站在辦公桌旁，左手扶桌，身體微微前傾。右手垂直拿着手袋，然後肩膊旋轉打圈，像向地上畫圈一樣(圖4.3)。順時針方向旋轉打圈約1分鐘，然後逆時針方向重複動作。之後轉換以右手扶桌，左手重複上述運動。

方法 2　伸展前膊軟組織

　　雙臂伸直向後握着辦公桌邊緣，然後整個人慢慢蹲下去，直至雙膊前方感到拉扯(圖4.4)，維持10至15秒。然後慢慢站起來。重複3次。

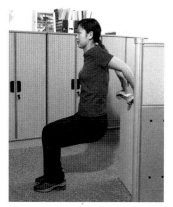

方法 3　伸展上臂後肌肉

　　左手放頸背後，然後慢慢舉起手肘；右手提住左手手肘並向右拉，直至左手臂後方感到拉

圖4.4
伸展前膊軟組織。

圖4.5
鍛鍊肩膊四周肌肉
耐力。

扯，維持10至15秒，重複3次。轉換另一隻手，以左手拉扯右上臂肌肉，重複以上動作。

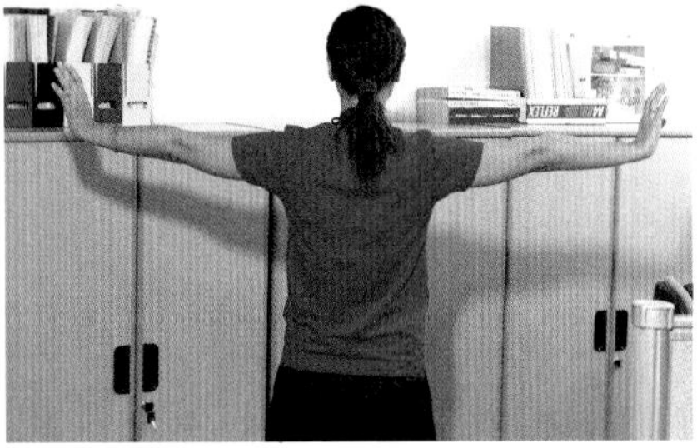

方法4 **鍛鍊肩膊四周肌肉耐力**

雙臂伸直橫向提起至肩膊水平(圖4.5)，然後開始轉動雙臂，像向兩旁畫小圈。順時針轉動1分鐘，然後逆時針轉動1分鐘。

方法5 **強化頸膊肌肉**

兩手垂直提着手袋或文件，然後兩邊聳肩提膊(圖4.6)，維持5至8秒。重複10次。

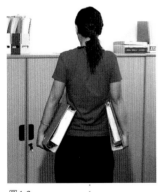

圖4.6
強化頸膊肌肉。

小結

現代的OL一族，追求美貌與智慧並重，同時亦十分注重健康。但其實健康是要從生活及工作每個部分的細節做起，只要平日多加注意日常工作的姿勢，作定時的正確運動及休息，便可以避免肩膊傷患，成為健康醒目的Office lady。

手痛臂麻及早醫

由早到晚在office的您，有否遇過這樣的同事呢？

- 處理文書工作的阿 M a y，經常要用電腦打字及收發 e-mail。一天上司叫她去取一個 file 時，她右手一用力便"呀"一聲，手中的 file 也掉在地上，痛楚地說扭傷了右手腕。

- Office Lady 的 Anny，平日很少運動，但最喜歡於午飯時間，約同幾位相熟的同事一起打羽毛球。一天中午打波回來，發覺右手臂有點酸痛，沒有理會；到第二天起牀洗臉，扭毛巾時察覺連手肘也很痛及無力。回公司後，打電腦及寫字也十分辛苦。

您可能已見過上述情況，或者會問：哪有這樣輕易受傷呀？但以我們經常接觸病例的經驗來說，上述情況是十分普遍的。

手痛臂麻的成因

長期使用電腦會使肌腱勞損

導致阿 May 及 Anny 的受傷動作，算不上是甚麼危險或困難動作。事實上，這些動作只是誘因，細心分析下，她倆也潛藏着共同的遠因——長時間使用電腦引致手臂勞損。

一般來說，短暫地(如每天1至2小時)操作電腦是不會造成手臂勞損的。但大部分白領每天打字或用滑鼠的時間往往超過4小時，機械式的工作令肌腱因重複磨擦而變得脆弱，經年累月下，磨蝕的肌腱便輕易地扭傷了。

因長期使用電腦而常見的勞損病症有網球肘、腕管綜合症，及大拇指長肌炎。其病理見下。

勞損 1　網球肘

在手肘外側，肌腱及骨膜的接合點發炎，患者除了手肘外側的痛點外，前臂肌肉亦會酸痛及有多個壓痛點。

很多患上網球肘的病人會問："我並沒有打網球或做運動，為何會有網球肘？"

其實，診斷網球肘，要點是手肘外側 (外上髁) 有壓痛點；再者，最初診斷患上此症的是一羣網球運動員，自此以後，有相同徵狀的病人便診斷為網球肘。

勞損 2　腕管綜合症

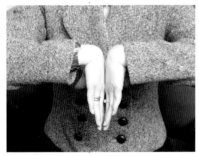

在我們的手腕內，有多條如隧道般的管道，以供肌腱血管及神經線通過，當管壁受到重複磨擦發炎，便會有增生現象，令管壁加厚，最後阻塞管道中的軟組織活動，甚或令其喪失機能。

圖5.1
腕管綜合症自我測試法：維持此姿勢1分鐘後，倘出現手指麻痹，便很可能患上此症。

大部分病發的患者皆有手指麻痹及灼痛，嚴重者會蔓延至全條手臂，並有痹痛及肌肉痿縮等現象。大家可參照 (圖5.1) 測試一下自己有否此症狀。

所以當操控滑鼠及打字時，可加上軟墊以減少手腕與桌面磨擦。

勞損 3　大拇指長肌炎

在手腕外側，有一條控制大拇指活動的肌腱，它與腕骨十分接近，當我們把手腕向內屈曲時，肌腱及腕骨便緊貼，並產生磨擦，

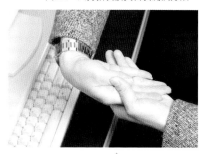

圖5.2　大拇指長肌炎自我測試方法。

引致大拇指長肌炎(圖5.2)。

大拇指擔當手掌大部分的功能，所以，當患上大拇指長肌炎時，患手猶如殘廢一樣，拿文件或水杯也疼痛乏力（圖5.3），甚至連刷牙也不能。

預防及治療方法

適當的拉筋運動，能避免創傷及勞損前臂，相信大家都懂得的了。經常使用電腦的人士，可以用凝膠腕墊避免手腕磨擦，手指及前臂的拉筋動作有效減低小肌肉的疲勞(圖5.4)；另外，保持良好姿勢，避免屈曲手腕工作也能有效減低手腕的受傷機會。

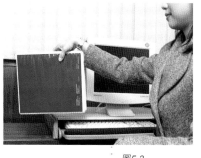

圖5.3
拇指痛時，拿文件或水杯亦疼痛乏力。

其實，早期徵狀如酸疲及間歇性痛楚是十分容易解決的，只要避免錯誤姿勢、拉筋、做運動、適當地休息、按壓前臂肌肉(圖5.5)，以及使用坊間有售的消炎止痛膏便可以了。

圖5.4
預防網球肘的運動。

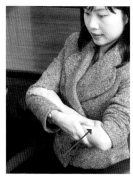

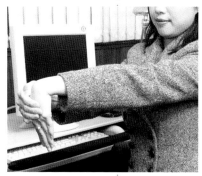

圖5.5
按壓穴位"手三里"，有助紓緩前臂疲勞。

使用電腦有妙法

記得還在孩童的時候，父母常叮囑我們，不可長時間看電視；到少年時又不可玩電視遊戲，因為會影響身體健康。現在，大家多已身為人父母，而現時的小朋友使用電腦亦十分普遍，我們可曾察覺電視、電腦真的對兒童的身體發育及健康有害？

究竟電腦普及化怎樣影響學生的健康呢？我們可從美國一項研究報告中得到大概了解。

電腦普及化的後患

身體不適，父母不知

此報告指出，五成半的學生在使用電腦後眼部疲倦，三成多有頭痛，另有三成表示頸或手部有痛楚，最後有一成半感覺手腳冰凍。此項統計雖沒有解釋當中的病理原因，但使人憂慮的，是多於六成的學生在感覺身體不適時，並不會停止使用電腦；更值得關注的是，七成學生是不會告訴家長的。

因此，如何預防使用電腦引起的健康問題，是值得家長及健康工作者關注的。

姿勢不正，損害頸、眼

香港中小學生普遍有眼部發育問題及近視等情況。要改善此

商務印書館 📖 讀者回饋咭

　　請詳細填寫下列各項資料，傳真至2764 2418，以便寄上本館門市優惠券，憑券前往商務印書館本港各大門市購書，可獲折扣優惠。

所購本館出版之書籍：＿＿＿＿＿＿＿＿＿＿＿＿＿＿＿＿＿＿＿＿＿＿＿

購書地點：＿＿＿＿＿＿＿＿＿＿＿＿＿　姓名：＿＿＿＿＿＿＿＿＿＿

通訊地址：＿＿＿＿＿＿＿＿＿＿＿＿＿＿＿＿＿＿＿＿＿＿＿＿＿＿＿

電話：＿＿＿＿＿＿＿＿＿＿＿＿＿　傳真：＿＿＿＿＿＿＿＿＿＿＿

電郵：＿＿＿＿＿＿＿＿＿＿＿＿＿＿＿＿＿＿＿＿＿＿＿＿＿＿＿＿＿

您是否想透過電郵收到商務文化月訊？　1□是　2□否

性別：1□男　2□女

年齡：1□15歲以下　2□15-24歲　3□25-34歲　4□35-44歲　5□45-54歲
　　　6□55-64歲　7□65歲以上

學歷：1□小學或以下　2□中學　3□預科　4□大專　5□研究院

每月家庭總收入：1□HK$6,000以下　2□HK$6,000-9,999　3□HK$10,000-14,999
　　　　　　　　4□HK$15,000-24,999　5□HK$25,000-34,999　6□HK$35,000或以上

子女人數（只適用於有子女人士）1□1-2個　2□3-4個　3□5個以上

子女年齡（可多於一個選擇）1□12歲以下　2□12-17歲　3□17歲以上

職業：1□僱主　2□經理級　3□專業人士　4□白領　5□藍領　6□教師
　　　7□學生　8□主婦　9□其他

最多前往的書店：＿＿＿＿＿＿＿＿＿＿＿＿＿＿＿＿＿＿＿＿＿＿＿＿

每月往書店次數：1□1次或以下　2□2-4次　3□5-7次　4□8次或以上

每月購書量：1□1本或以下　2□2-4本　3□5-7本　4□8本或以上

每月購書消費：1□HK$50以下　2□HK$50-199　3□HK$200-499
　　　　　　　4□HK$500-999　5□HK$1,000或以上

您從哪裏得知本書：1□書店　2□報章或雜誌廣告　3□電台　4□電視　5□書評/書介
　　　　　　　　　6□親友介紹　7□商務文化網站　8□其他（請註明：＿＿＿＿＿＿）

您對本書內容的意見：＿＿＿＿＿＿＿＿＿＿＿＿＿＿＿＿＿＿＿＿＿＿＿
＿＿＿＿＿＿＿＿＿＿＿＿＿＿＿＿＿＿＿＿＿＿＿＿＿＿＿＿＿＿＿＿＿

您有否進行過網上買書？　1□有　2□否

您有否瀏覽過商務文化網站（網址：http://www.commercialpress.com.hk）？1□有　2□否

您希望本公司能加強出版的書籍：

1□辭書　2□外語書籍　3□文學/語言　4□歷史文化　5□自然科學　6□社會科學
7□醫學衛生　8□財經書籍　9□管理書籍　10□兒童書籍　11□流行書
12□其他（請註明：＿＿＿＿＿＿＿＿＿＿＿＿＿）

根據個人資料「私隱」條例，讀者有權查閱及更改其個人資料。讀者如須查閱或更改其個人資料，請來函本館，信封上請註明「讀者回饋咭-更改個人資料」

九龍紅磡

鶴園東街4號

恒藝珠寶大廈二樓

商務印書館（香港）有限公司

顧客服務部收

情況，大家在使用電腦時，應該記着保持
有足夠的視距（眼睛與顯示屏相距約一隻
手臂之長度）（圖6.1）。而在使用電腦時，
每隔半小時應休息數分鐘。

此外，中小學生的坐姿很多時並不正
確，如高低肩膊，或常要轉側身軀遷就電
腦桌等，容易引致"寒背"（圖6.2）、脊椎側
彎，並影響發育。家長應該購用根據兒童
身材而設計的電腦桌及椅。

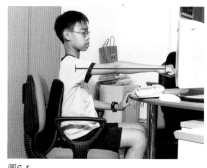

圖6.1

簡易方法，是用一隻手的距離（約60公分），來調
校顯示屏與眼睛的距離。

解決方法

為了探討電腦對學童健康的影響，我
們走訪了香港十多家推行電腦化的小學，
以下是有關研究所得，茲供大家參考。

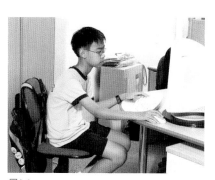

圖6.2

常見的不良坐姿"寒背"。長時間使用電腦做功課或
玩遊戲的青少年，容易坐姿不正，影響發育。

方法 1 避免顯示屏反光

我們發覺顯示屏對學童眼睛的影響很大。其中有一家學校正
確地選用液晶體顯示屏，雖然價格略高，但可減低輻射及反光，
從而減少對眼睛的損害。但有部分學校沒有注意到反光對眼睛的
傷害，錯誤把顯示屏向上斜放（圖6.3），以致天花光管箱的光源反

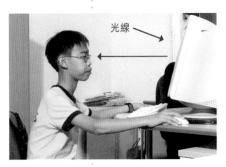

光線

圖6.3
錯誤地把顯示屏
向上斜放，天花
光線便射到眼睛
裏，引致眼睛疲
倦及不適。

圖6.4
"頂腳"的電腦桌，
足部缺乏活動空
間，而座椅離身體
太遠也迫使學童身
軀向前傾，令背肌
疲勞。

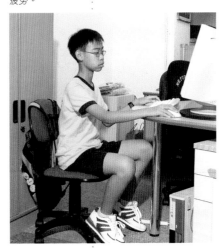

射到使用者的眼睛上，造成疲倦及不適。

改善方法很簡單，可把顯示屏的角度調校至水平位置，若有需要時更可加上濾光屏膜。假如電腦房正在設計中，校方可留意光管燈箱的設計擺位，以避免光源反射。至於顯示屏的光度，可選取較暗但對比度高的，以減少光源射進眼睛引致疲勞及不適。

方法 2 使用電腦要有足夠的空間

大部分學校的電腦桌有足夠的深度，使顯示屏與學生有相當距離，避免近視；桌下亦有鍵盤抽屜，避免使用時雙手向前伸而引致肩膊疲勞，另亦可避免因過度屈膝而影響下肢的血液循環。

但有學校卻使用橫板引致學童"頂腳"，由於座椅與電腦桌的距離縮減，迫使學童身軀向前傾，令背肌疲勞(圖6.4)。

其中一家學校，電腦桌的右邊有固定的伸出位，承托右肩臂，減少在使用滑鼠時右肩所產生的肌肉疲勞。但有部分學校的電腦主機放在顯示屏的正前下方的間格中，逼使學生側坐，容易令一邊肌肉僵硬。

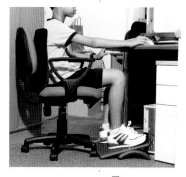

方法 3　座椅可調校高度

為學童選擇座椅是較為困難的，因為小學生由一年級至六年級的身高變化很大，所以學校必須選擇能調校高矮的座椅。如果學校未能配置這類座椅，最簡單的解決方法，便是加一張小腳踏承托足部(圖6.5)，避免足部麻痺。

另外，椅腳最好配置滑輪(圖6.6)，使座位能轉動，從而減少下肢及腰部肌肉的疲勞。另一方面，部分學校因電腦室狹窄，未能配置有椅背的座椅，背肌缺乏依靠而疲勞，學童容易"寒背"。若座椅加上手枕，將上肢承托，能明顯地減少肩膊肌肉疲勞。

圖6.5
腳踏提供足部承托。

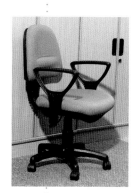

圖6.6
標準座椅：有椅背、手托及椅腳滑輪。

小結：正確指引受惠無窮

其實，大部分學校十分重視學生的健康，在設計電腦室時，均已反覆考慮，但礙於缺乏人體功效學的知識，往往無從入手，只是依靠先導學校的經驗，再自己創作，以致出現缺陷。其實，最理想莫過於由政府(或教育署)提供一套彈性的指引，列出如何設計電腦室及其對中小學生健康的考慮；個別學校亦需參考專業人士意見，因應各自的特殊環境靈活考慮。

每天半小時的電腦課，並不一定會出現健康問題。但學生如果把錯誤的習慣帶回家中(如誤把顯示屏調校向上而引致反光)，

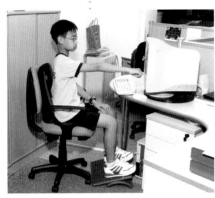

圖6.7
青少年應以正確
的姿勢使用電腦
(包括標準座椅、
適當距離、正確
坐姿)。

並長時間使用電腦,對健康必然造成影響。

　　在這個資訊科技的年代,青少年難免要長時間使用電腦,為了避免以上各類病患,大家必須經常保持正確姿勢(圖6.7)。

家居護脊減壓法

第二部分

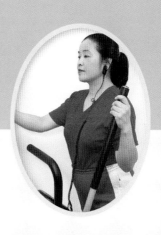

家居保健面面觀

現今社會生活節奏急促，大部分人都生活緊張，超時工作的個案屢見不鮮。缺乏運動及沉重的工作壓力令不少都市人叫苦連天，以致各類痛症纏身。您是否屬於當中的一分子呢？如果您想度身訂造一個消除疲勞的方案，不妨參考以下張先生一家的成功例子。

男士家居保健

張先生是一位警方特別職務隊(俗稱飛虎隊S.D.U.)人員，他每天都要穿上沉重的制服及裝備，以應付嚴峻的訓練和任務。雖然張先生正值壯年，但是艱苦的訓練與工作仍然弄得他"七勞八傷"。

圖7.1
腳底穴位按摩電療機。

- 原理
  利用不同頻率的電流刺激腳底的反射區，以達到消除疲勞及保健的作用。
- 優點
  能有效減低足部及小腿的疲勞或酸痛，再加上附設的電極片，使身體的其他部分也可同時接受按摩，例如膝部。並附設遙控器，令操作更方便快捷。
- 注意事項
  孕婦及剛接受手術人士使用前應諮詢醫生及治療師意見。

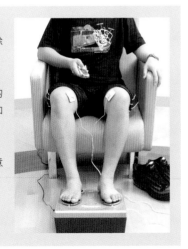

圖7.2
電子針灸儀

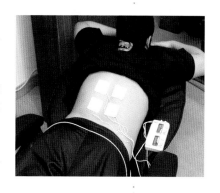

- 原理
  利用不同頻率的電流刺激肌肉及神經線，以達到鬆弛肌肉的效果。
- 優點
  能有效減低肌肉疲勞及酸痛，並可促進血液循環。此外，針灸儀可以令肌肉被動地收縮，有助減低脂肪聚集及改善體型。
- 注意事項
  孕婦及剛接受手術人士使用前應諮詢醫生及治療師意見。

張先生的腳跟及小腿經常感到疲勞和酸痛，背部及頸部也一樣常感酸痛。在物理治療師的建議下，張先生選購了一部腳底穴位按摩電療機(圖7.1)及一部電子針灸儀(圖7.2)，使用後成功紓緩了肌肉不適。

女士家居保健

張先生的母親——張太，是一位文員，平日要長時間坐着來處理大量的文件，回家後又要處理家務，加上正值更年期(見頁44)，身體出現了很多的變化，張太經常感到頸緊背痛及渾身不適。張先生便選購了一張多功能按摩椅(圖7.3)給母親。這多功能按摩椅不但減

- 原理
  利用由電力推動的按摩球製造出揉捏滾動及輕拍的三種按摩效果。
- 優點
  按摩椅椅背的角度可自行調校，能夠適應不同人士的體型，以達到最佳的按摩效果。同時，亦具備按摩小腿的功能，能有效紓緩小腿的疲勞。
  附設遙控器，令操作更方便快捷。
- 注意事項
  孕婦及剛接受手術人士使用前應諮詢醫生及治療師意見。

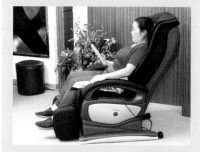

圖7.3　多功能按摩椅

- 原理
  利用電力推動不同造型的滾珠，以達到按摩足部的效果。
- 優點
  能有效減低足部疲勞及酸痛。
- 注意事項
  孕婦及剛接受手術人士使用前應咨詢醫生及治療師意見。

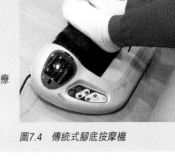

圖7.4　傳統式腳底按摩機

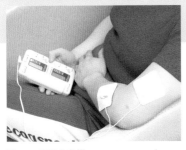

圖7.5　電子針灸儀

- 利用電子針灸儀來紓緩手肘肌肉的酸痛。

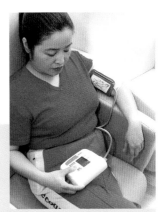

- 優點
  具備自動調節壓力功能，操作簡單，能準確量度血壓及心率。
- 注意事項
  須依指示繫上手袖，才能準確量度血壓。

圖7.6　手臂式血壓計

　　輕了張太的頸緊背痛，同時亦紓緩了張太因長期穿着高跟鞋而造成的小腿疲勞。除按摩椅外，張太亦購買了一部傳統式的腳底按摩機(圖7.4)，藉着滾珠對足部的按摩以達至增加血液循環及消除疲勞的效果。

張太要經常操作電腦及處理家務,除了頸緊背痛外,亦受到手肘疼痛(網球肘)的困擾,在物理治療師的建議下,使用了家中的電子針灸儀來減輕了肘部的痛楚(圖7.5)。

此外,張太亦因為缺乏運動的關係,身型變得略為肥胖(見頁45),及患上了輕微的高血壓(見頁46)。在物理治療師的建議下,張太買了一部手臂式血壓計(圖7.6)、一台輕巧的家庭式Sky-walker運動器(圖7.7)及一部電子脂肪磅(圖7.8)。血壓計操作簡單,讓張太在家中亦能自行監察血壓,而家用式Sky-walker就可讓張太在緊迫的生活中亦能方便地進行適量的負重及帶氧運動,以減低脂肪積聚,改善張太的身型及降低她的血壓。此外,負重運動能有助正值更年期的張太減慢骨質流失,以防止骨質疏鬆。電子脂肪磅則能讓張太監察自己的脂肪含量及體重指數,從而檢討自己日常運動的成效。

青少年家居保健

張先生另有一位十六歲的弟弟——阿明,他每天要長時間溫習以應付公開考試,所以亦時常感到頸肩酸痛。由於電療對於兒童及青少

圖7.7　家庭式Sky-walker運動器

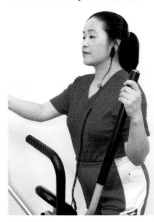

- 優點
  體積細小、設計輕巧,適合一般家庭使用。手腳並用的負重及帶氧運動,能幫助消除脂肪、改善身型、增強心肺功能及防止骨質疏鬆。附設心率監察器以監察運動期間心率的變化。
- 注意事項
  運動器周圍應有足夠的空間。平衡力不足的人士使用時應注意安全。

圖7.8　電子脂肪磅

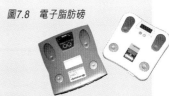

- 原理
  利用微弱的電流通過身體,來測試身體的電阻,從而計算出脂肪百分比。
- 優點
  操作簡單快捷。

年來説，甚少副作用，因此張太偶爾也會利用家中的電子針灸儀來幫助阿明減輕頸痛。

以上張先生一家的例子，可見大家如能適當使用醫療保健儀器，確實可以幫助家人減輕日常生活中的疲勞與緊張。但若果要長久保持生活健康，最重要的還是要有足夠的休息。

健康小智慧

1. 更年期

更年期是女性生命中一個自然現象，通常出現在45至55歲的女士身上。在這時候，卵巢開始缺乏足夠卵胞來接受腦下垂體分泌的刺激，以致週期性的雌激素及孕激素越來越少，影響子宮內膜週期性的變化，引致月經週期變得不規則，時早時遲，經量時多時少。這些情況會持續一段時期，直至月經完全停止。

除了停經外，更年期間女性雌激素的降低，也會引起其他生理和心理的轉變。以下是一些更年期的常見徵狀：

1. 潮紅 —— 上身、臉部，甚至整個身體突然漲紅發熱，通常維持一至兩分鐘。發熱同時也可能會渾身出汗、心跳加速等。

2. 陰道乾澀 —— 由於雌激素分泌減少，使陰道失去彈性和潤滑，使陰道容易痕癢和發炎。有些婦女的尿道及膀胱功能亦會受影響，導致小便失禁。

3. 骨質疏鬆 —— 雌激素的水平下降，會引致骨骼中鈣質快速流失，導致骨質疏鬆，增加日後骨折的危機。

4. 心臟及血管的變化 —— 雌激素的減少，令膽固醇較易滯留於血管內而引起動脈硬化及冠心病。

5. 情緒不穩定——基於更年期間生理上的轉變及心理上的困擾，情緒變得憂鬱，容易暴躁、善忘及精神難以集中等。

要減輕更年期所帶來的長遠影響，更年期的婦女應該注意下列各項:

1. 健康飲食——要預防骨質疏鬆，就應習慣進食含高鈣質的食物，如奶類和荳類的製品，包括乳酪、芝士、荳腐等。同時，應避免進食含高脂肪及膽固醇的食物，以減低患上心血管疾病的機會。

2. 避免吸煙、喝酒及進食過量的咖啡因——因為它們都會增加鈣質的流失，引致骨質疏鬆症。

3. 作適當的運動——每星期應最少做三次負重運動，如步行、跑步等，令骨質密度增加及加強骨骼的承壓力。此外，在陽光下運動更可促進體內維他命D的合成，有助體內鈣質的吸收。

　　總括來說，均衡飲食、作適量運動、保持心境開朗，及定期作身體檢查，皆能幫助大部分更年期的婦女愉快地踏入人生的另一階段。

2. 體重指數

　　要決定一個人是否過胖或過瘦，體脂百分比和體重指數是兩個很重要的指標。體脂百分比是人體內非脂肪體重與脂肪體重的比例，只要輸入個人資料 (年齡及身高)，電子脂肪磅就能簡單地測試出身體的脂肪百分比。

　　體重指數 (Body Mass Index - BMI) 是用來評估個人體重與身高的比例，所以與脂肪百分比不同。體重指數的計算方法 $= \dfrac{體重(公斤)}{身高^2(米^2)}$。亞洲人士的體重指數分類見表7.1。

表7.1

體重指數 (BMI)	分類
< 18.5	過輕
18.5 - 22.9	正常
23 - 24.9	超重
25 - 29.9	嚴重超重
> 30	癡肥

如果脂肪百分比或體重指數偏高，代表身體內脂肪的積聚較多，所以較容易患上都市病，如高血壓、心臟病、中風、糖尿病及關節炎等。

3. 高血壓

血壓是心臟在跳動時血液對於動脈所產生的壓力，並有收縮壓及舒張壓之分。收縮壓(又稱上壓)是心臟收縮時所產生的壓力；舒張壓(又稱下壓)是心臟放鬆時所產生的壓力。理想血壓是：120(上壓) */80(下壓)。

高血壓是由於血管壁變窄以致血流阻力上升所引致的。主要成因包括：進食過多鹹和高脂肪的食物、吸煙、飲酒、過胖及缺乏運動的生活模式等。而高血壓的輕重程度可見表7.2。

表7.2

上壓	下壓	分類
< 130	< 85	正常
130 - 139	85 - 89	正常(偏高)
140 - 159	90 - 99	輕度血壓高
160 - 179	100 - 109	中度血壓高
180 - 209	110 - 119	嚴重血壓高
> 210	> 120	非常嚴重血壓高

*長者一般可以利用以下公式估計自己的最高收縮血壓(上壓)，例如60歲的陳先生，其最高收縮血壓為：

100 mmHg + 60 (年齡) = 160 mmHg (最高收縮血壓)

例如陳先生最高收縮血壓是160mmHg，血壓屬於可以接受的範圍。

透過輕至中強度的帶氧運動能夠減低脂肪積聚及幫助燃燒身體上的多餘脂肪，並有助減輕血壓高的程度。因此，建議可每星期作4至5次約30分鐘輕至中強度的帶氧運動。

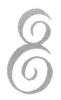

保護腰頸能防百病

很多頸腰有毛病的朋友，經常會患感冒，要看醫生，特別是一些久病勞損的朋友，更常患有一些系統性的疾病，如血壓高、心臟病、鼻敏感、偏頭痛等。原來腰背痛可以由肚腹問題引致，而頭痛和鼻病亦有機會與頸胸問題有關，身體各部分的問題是息息相關，互有影響的。例如頭痛、心跳不正常、胃痛、尿頻、過敏性鼻炎和關節痛等病症，基本上是與香港人繁忙的生活節奏相關的，但很多人以為這是一般都市病，故掉以輕心。

以上這些病症，其實與脊椎骨受損有莫大關連。當脊椎骨受損後，會影響骨髓神經、血管及內臟神經，結果造成一連串痛症。

在十多年前，國內已有醫生作過不少詳細實驗和解剖研究，指出很多病情與脊骨神經功能紊亂有關（神經系統支配血管、心肌、平滑肌及各內臟器官）。當中以魏征醫生（已故）和龍層花醫師做了很詳細的科學研究工作。在他們所寫的《脊椎病因治療學》一書，討論了很多個案和病因，以下和大家分享其中一些。

由脊椎勞損引起的常見疾病

疾病 1　消化系統病症

胃及十二指腸是由胸椎五至八交感神經支配，而小腸由胸椎五至十交感神經支配，當交感神經受刺激時，腸蠕動遲緩，便有

可能出現便秘；而消化不良或消化系統功能減退，也可能是因為
這些關節因損傷出現錯位，使交感神經受壓所引致。

疾病 2　血管神經性頭痛

若頸椎二至四關節錯位，可引致上交感神經受損，引起興奮
或抑制情況，而使頭部血管功能出現問題，出現頭昏、眩暈、血
壓高或低等現象。

疾病 3　缺血性心臟問題

胸椎一至五部分若錯位，可導致心律失常、心絞痛和冠狀動
脈痙攣。因為如果椎間關節錯位，使椎間孔變形，可以直接壓迫
或刺激交感神經而造成損害，進而使心臟出現問題。龍層花醫師
和她的同工曾以動物作實驗，證明把下頸椎和上胸椎用手術人工
錯位，可引致用作實驗的動物心律失常或心肌缺血而死亡。

疾病 4　呼吸系統病症

在生理學的分析中，肺部和支氣管由胸椎二至六的交感神經
支配，經椎間孔及上胸椎直達支氣管，在交感神經刺激時，促使
支氣管擴張，當交感神經因錯位而使椎間孔變窄或變形時，又或
因勞損引致骨質增生而受壓，使神經受損而功能降低，支氣管可
能出現過敏現象。

疾病 5 泌尿系統毛病

在脊椎胸椎九至十二的小關節錯位時，同時也使交感神經受到刺激，有機會引起尿道痙攣導致小便出現問題；患者應按常規泌尿系統全面檢查外，如無其他特別的病因，可考慮藥物治療和脊骨治療，把病因根治。

而慢性膀胱機能障礙，如尿失禁或產後失禁，其成因可以是盆腔肌肉鬆弛（但很多也是成因不明的），引起尿道括約肌功能失調，因胸椎十一至十二交感神經伸出後，沿着脊骨神經根穿過椎間孔後，在腰椎五前形成神經叢再進入膀胱和附近之軟組織，如尿道、括約肌、膀胱頸部，並傳遞膨脹感覺和控制肌肉收縮功能。所以對一些脊骨退化或產後尿失禁的朋友來說，引起這些毛病，也可能是腰椎退化或錯位的結果。

疾病 6 過敏性鼻炎

副交感神經來自頸上所組成的交感神經叢，分佈到鼻骨和鼻腔；如頸椎一至四出現勞損時，有機會影響此部分的交感神經功能，而出現過敏現象，也有可能會導致神經性耳鳴與鼻敏感。不少頸椎失穩的朋友也有過敏性問題。患者常在低頭或長時間抬頭仰望後，又或是短時間作猛力的頸部運動，便出現鼻癢、打噴嚏和流鼻涕等病症；當休息足夠或改變身體位置後，可改變神經受刺激的情況，症狀自然消失。

疾病
7 肩關節發炎

　　肩周炎，又稱五十肩，因病者常於五十歲左右發病。發病時肩關節活動出現障礙，以及活動時感到痛楚。其病因至今尚未清楚。

　　由外傷或長期性勞損引致的肩周炎，可能會在數個月內自動痊癒，也有的會持續一至數年。

　　雖然肩周炎病因還不是十分清楚，但受到肩周炎影響的肌肉多見於三角肌、大小菱形肌和二頭肌等組織，這些肌肉多由頸椎五至八的神經支配，所以我們可從頸椎方面入手研究。在作頸椎檢查時，我們發現患者多在頸椎三至七的椎旁出現壓痛點。如果把這部分錯位的頸椎關節，用推拿方法糾正，並改用適當的枕頭加以承托，一些早期肩周炎病患者的病情可獲迅速改善。

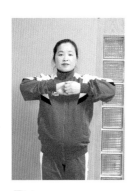

圖8.1
雙手十指緊扣向兩邊拉。此動作能強化中層背肌，減低胸椎骨和交感神經受壓。

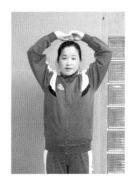

圖8.2
雙手十指緊扣放在頭上及向後拉。此動作能強化下背肌。

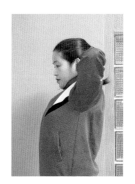

圖8.3
雙手放在頭部後面，將下頜向頸部收緊。此動作可增強背上肌、頸肌，有助矯正“寒背”及頸痛問題。

小結

以上提及種種不同的病症，看似風馬牛不相及，但這些疾病的出現往往不單由一種問題引致。因此，當我們發現身體有毛病時，應由主診醫生，用常規的科學方法檢查，如X-ray、電腦掃描和超聲波等儀器，作出適當的病理分類。如沒有發現特別的腫瘤或嚴重的問題，也可從另一醫學角度，看看是否與脊椎病有關，再配合適當的物理治療和脊骨運動，可幫助病情盡快康復。

我們建議大家隔天進行脊骨保健動作（圖8.1至圖8.8），每個動作做10次，各動作分別維持5-10秒。如在運動時感到不適，應立刻停止並向醫生或專業人士請教。

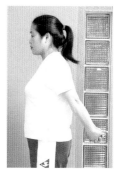

圖8.4
雙手向背後緊扣向下拉。此動作有助改善中層背部"寒背"情況。

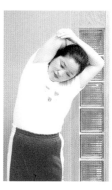

圖8.5
左手放後，右手將左手肘推向前及傾身向左。此動作增強側腰肌肉之柔韌度。

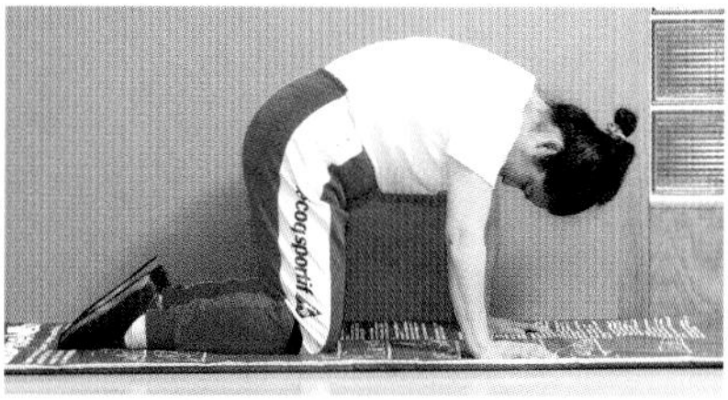

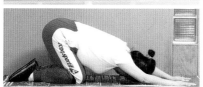

圖8.6
四肢按地，腰部向上及頭部向下。此動作能增強腰、盤骨向前運動能力。

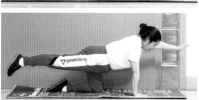

圖8.7
腰部向下，頸部向上，雙手放在前。此動作能增強盤骨向後運動能力。

圖8.8
左手、右腳伸直及保持平衡。此動作有助鍛鍊背肌、頸肌（需左右重複交替進行）。

脊椎錯位病痛生

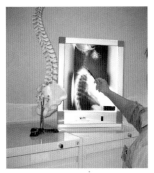

圖9.1
治療師正在研究X
光片。

相信大部分香港人都有頸痛及腰痛，大家若發現有這些情況，可照X光(X-Ray)（圖9.1），查看骨架及關節結構是否出現了問題。從X-Ray中，經常會發現病者脊骨出現退化性病變(例如生骨刺、椎體間隙變窄等)、半脫位(subluxation)或全脫位(dislocation)，這些病因都會使我們感到不適。而很多時候我們都會忽略椎體錯位(displacement)這個問題。

個案 1

張小姐，文職人員，經常要用電腦處理文件，於三個月前出現頸痛及上臂麻痹痛。

問診後，發覺她工作時所使用的電腦，是放於身體左邊，因此她的頭部需要長期轉側，並導致頸部一邊肌肉繃緊及勞損。於診症時，發覺生理弧度過直，第四、五節頸椎亦有錯位現象。從X-Ray中亦發現第五、六節頸椎有退化性病變，第四、五節頸椎錯位而導致神經孔變窄。

最初兩次治療以頸部牽引及電療為主，以助活絡關節、鬆弛肌肉及減低肌肉勞損。亦配合伸展運動以增加肌肉柔韌性。在第三次治療中，張小姐頸部關節及肌肉得到明顯放鬆，而上臂痹痛的情況亦得到改善。第四、五節頸椎仍然錯位，由於關節及肌肉已放鬆，因此治療師以手力治療替第四、五節頸椎復位。復位後，頸及上臂痛即減少，之後的兩次覆診，張小姐再沒有申訴頸或上臂痛。於是治療師便教會其有關保護頸及肩部的運動，之後完結療程。

個 案 2

任先生，文職人員(長時間坐在辦公室)。問診時，得知其於三日前打哥爾夫球時扭傷背部，之後出現背痛，長時間坐下後腰部不能立即伸直，咳嗽時背痛加劇。

經診斷及X-Ray驗證後，證實是腰椎間盤凸出及腰椎炎，且第四節腰椎錯位。經三次電療、腰部牽引及運動後，發炎及疼痛情況已得到改善，背部肌肉亦得以放鬆。第四次治療師以手力及肌肉力量治療(muscle energy technique)，將第四節腰椎復位。自始任先生可以安坐的時間延長了，咳嗽時背痛亦不再加劇，整體情況得以改善。於第七次治療時，治療師教授其腰部穩定運動，再配合水療，便完結整個療程。

實際上，椎體錯位是指椎體之間的位置不正確。由於脊椎退化，導致椎間空隙變窄，從而使周圍的關節囊及韌帶變得鬆弛，令椎間的穩定性減低。因此，如遭受外傷或周圍的軟組織受勞損，便容易發生脊椎錯位。

錯位原因

脊椎之所以出現錯位，很多時是由於長時間保持一個不良姿勢，或是病患處曾經受過傷，亦有一些人是先天性脊椎錯位的。當他們年輕時，身體的代償能力(肌能適應力)較高，因此病徵不容易出現。但當年紀漸大，代償能力相對減低時，一旦受到外傷或姿勢不正確時，病徵便容易呈現。

錯位可能引致問題

問題 1 頸／腰／背痛

椎體間的位置發生錯誤，會影響脊椎的承托力，容易導致脊椎勞損或脊椎炎，引起疼痛。

問題 2 手／腳麻痹痛及乏力

椎體錯位可能導致椎體間神經孔收窄，使神經線失去足夠的活動空間。若神經線受到刺激或壓迫，就會導致手或腳麻痹及乏力。

問題 3 頭暈或頭痛

第一、二節頸椎錯位會影響腦部血管及神經線之正常功能，導致血管神經性頭痛。

圖9.2
以手指夾住脊椎骨
兩端，沿脊骨由頸
背開始向下掃，以
診斷脊骨有否側彎
或錯位。

問題 4 內臟器官功能性失調

胸椎骨及腰椎骨的錯位，有可能影響交感神經的正常運作，影響內臟的正常功能，例如心律失常及冠心病等。

錯位的診斷方法

方法 1 望診及觸診

治療師會觀察病人頸背及腰部的活動，並配合手觸脊椎部分 (圖9.2)，以確定疾病之成因或是否有錯位情況。

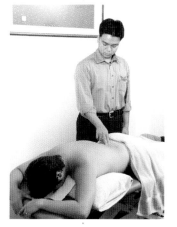

方法 2 X-Ray

X-Ray一般可分為四類：正位片、側位片、斜位片和開口片。

- 正位片：用以診斷椎間是否有側彎的情況 (圖 9.3)，亦可看到各椎骨是否有退化性變化及錯位。

- 側位片：用以診斷脊椎的生理弧度 (圖9.4)，並能看到椎體間的空隙是否變窄。

- 斜位片：用以診斷椎間神經孔的大小，並能查

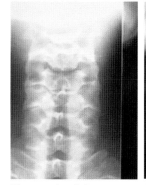
圖9.3　X光正位片。

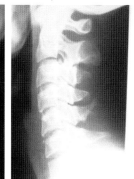
圖9.4　X光側位片。

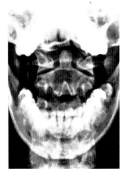

圖9.5
X光開口片。

看出椎體有否錯位及前、後滑脫等情況。一般手、腳若有脊椎性麻痺痛，都會建議患者照斜位片早作辨認。

- 開口片：用以檢證第一、二節頸椎有否錯位（圖9.5）。一般患有偏頭痛及經常暈眩的人都可照一張開口片作診斷。

錯位的治療方法

方法 1　電子療法

於病發初期可用電療去幫助病人紓緩肌肉緊張，並為其周圍發炎或勞損的組織提供消炎的作用。

方法 2　手力治療

- 按摩：以按摩手法去幫助減輕肌肉緊張，並促進血液循環。

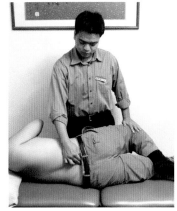

圖9.6
腰部肌肉力量治療：以病人自身腰背部肌肉的力量去矯正腰椎錯位。

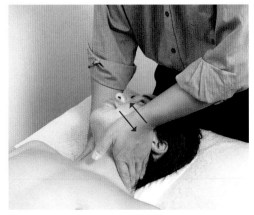

圖9.7
頸部肌肉力量治療：以病人自身頸部肌肉的力量去矯正腰椎錯位。

- 復位：把錯位之關節鎖於一個正確位置，再輕輕施加一大閃動力，將錯位之關節回復原處。治療師一般都會先令患處周圍肌肉放鬆後，才把錯位之關節復位。

- 肌肉力量（muscle energy）：以本身肌肉的力量把關節復位，是一種較輕柔及安全的方法（圖9.6及9.7）。較為適用於急性病發患者及老人家，而對於一些神經線較為敏感的人來說，亦易於接受。

方法 3　運動治療

伸展及活絡運動能有助肌肉鬆弛及促進血液循環，加速患處癒合。後期則配以強化運動來增加肌力，以保護及鞏固患處，避免再次發生錯位。

錯位的預防方法

方法 1
保持姿勢正確，身體不應慣性偏倚或側向一邊。

方法 2
日常避免過快及用力過度的頸、腰動作。

方法 3
常做伸展運動，保持肌肉柔韌性，並配合其他運動，以增強肌力，穩固脊椎關節。

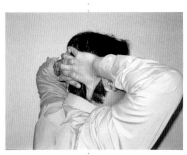

圖9.8
頸部穩定性運動。

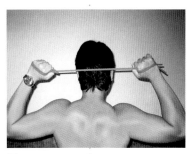

圖9.9
背部穩定性運動。

- **頸部穩定性運動**

  眼向前望，下巴微微向內收緊，雙手置於後枕，頭向後壓，手與頸部肌肉角力(圖9.8)，約停5秒，重複10次。

- **背部穩定性運動**

  手持彈力帶，然後如圖示般向下及向內夾緊兩邊肩胛骨(圖9.9)，約停5秒，重複10次。

- **腰部穩定性運動**

  仰臥並屈曲雙膝，將小腹向內收緊，同時保持放鬆呼吸。維持約30秒，重複10次。

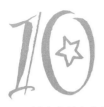# 頭痛醫頸

周女士靜坐在候診室一角，愁眉不展。原來她兩年來一直深受頭痛、頭暈的困擾。由於她沒有視力不正，也沒有配帶眼鏡不當的問題，亦沒有患上高血壓、牙患、鼻竇炎、感冒等可能引致頭痛、頭暈的疾病，所以一名中醫懷疑她患腦癌，嚇得她急往另一位西醫求證。幸好，初步檢查之下，估計她不是患上腦癌，只是頸椎錯位，壓着神經線引致頭痛。患因為何？還有待腦部掃瞄的分析報告作實，周女士當然十分擔心。

頸椎引致頭痛

其實"頭痛、頭暈"只是一種症狀，許多疾病都有這種症狀，而周女士的"頭痛、頭暈"，就比較特別，是由於頸椎關節位置改變而引起，根據1995年一項調查發現，女性患上這個症狀比男性普及，大約是2：1。

頸椎裏面有兩條細小管道，分布兩側，讓血管、神經線通過，直接與腦部聯繫，每當頸椎之間的位置不正確，就會收窄了管道，使血管和神經線扭曲，引致"頭痛、頭暈"。

另外，頸椎關節若發炎，會分泌大量水分，形成水腫，如果那些水分過量擠壓在管道裏面，血管和神經線亦受牽連，並會出現"頭痛、頭暈"。

及早 "自" 療

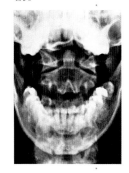

　　如果您出現不尋常的頭痛或頭暈徵狀，應盡早聯絡醫護人員，作進一步的診斷檢查。例如照X光片 (圖10.1)，檢查枕骨 (頭顱骨底部) 與頸椎的位置有否出現錯位；或作觸診檢查，用手觸摸患處，檢查該處肌肉有否增厚，頸椎之間的活動性有否下降。這些都是頸椎性頭痛的客觀檢查，讓病患者可以早日對症下藥，得到有效治理。

　　在家居環境裏，患者可以使用適當枕頭，承托頸部，讓肌肉得到休息和放鬆。同時，患者可以利用坊間一些電子按摩器，將電極貼在患處上，借助脈衝式的電流刺激，或紓緩肌肉疼痛，一般使用者，在進行15分鐘的電流刺激後 (圖10.2)，應稍作休息，待兩三小時後再進行電流刺激，以避免過量使用。

預防方法

　　若要保持病情平穩，減低復發機會，患者可以進行一些頸部運動，以改善肌肉狀態和加強關節靈活，鞏固頭頸支架的穩定性。

　　日常工作姿態正確，亦是預防 "頭痛、頭暈" 的重要一環，近年患有頭與頸痛的病人不斷增加，大多是跟使用電腦時姿勢不正確有關。

　　使用電腦時，大家多會不自覺地將頸椎關節及肌肉擺放於過勞體位中。若工作時間短，問題不太大；一旦長期維持過勞姿勢 (如一至二小時，甚至每天八小時)，肌肉因過勞而收縮，不能舒張並回復鬆弛狀態，而頸椎關節亦因長期受壓而加速勞損，造成退化。頸痛及頑劣的頭痛便因此而起。

若要避免及根治頸椎關節引發的反射性頭痛，不論在家居或辦公室，使用電腦時注意保持正確的坐姿，是十分重要的。

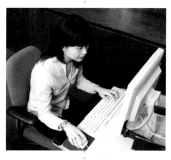

大部分電腦使用者的坐姿(圖10.3)，都是錯誤地把頭部前傾及背部隆起，亦即俗稱"寒背"。正確的坐姿，應是腰背坐直(圖10.4)，並輕靠背椅，而頭部微向後收，這樣頸椎關節便能放回原位，"寒背"便可改善。除此以外，應把手肘放於坐椅把手，上肢重量得到承托，肩頸肌肉便得放鬆(圖10.5)。

圖10.3
大部分電腦使用者的坐姿，都是錯誤地把頭部前傾及背部隆起，亦即俗稱"寒背"。

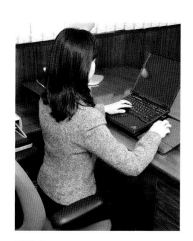

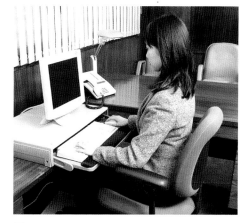

圖10.4
正確坐姿，是腰背坐直。

圖10.5
應把手肘放於坐椅把手，上肢重量得到承托後，肩頸肌肉便可放鬆。

除了個人坐姿外，顯示屏的擺位亦很重要，擺位不確容易引致偏頭痛。最常見的例子是頸部移轉向側放的電腦；另外，接電話的同時又使用電腦，頭及肩便需要用力夾住電話筒(圖10.6)，一邊之頸椎關節因此受壓，另一邊卻受拉扯。頸椎小關節因此容易造成單邊性或雙邊性錯位，反射性偏頭痛亦因此而生。

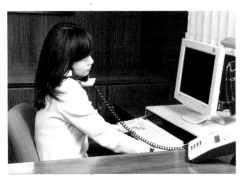

圖10.6
接電話的同時又要使用電腦，頭及肩便需要用力夾住電話筒，一邊之頸椎關節因此受壓，另一邊卻受拉扯。

解決辦法十分簡單，首先，先將顯示屏放回正中並微向上斜；另外，每20至30分鐘必需作簡單的頸膊運動；如辦公桌位置不足而顯示屏未能放回正中，便須多做反方向的轉頸運動，避免"硬頸"。此外，應使用免提電話筒，側頭的情況便可避免。

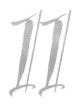

座椅滿陷阱

您曾否因長時間坐着而出現過腳痹的情況？您是否需要長時間坐着工作？如果是這樣，您便需要格外留意，否則有機會成為經濟客位候羣症的高危者！

經濟客位候羣症

大家可曾留意機票上的DVT字樣？這也是英文Deep Vein Thrombosis的簡稱，中文譯作血管栓塞症。由於較早前，有一羣因乘坐經濟客位而患上血管栓塞症，最終而致死亡人士的家屬，向航空公司追討賠償，因此人們把"血管栓塞症"稱為"經濟客位候羣症"。

其實，患上"血管栓塞症"，並沒有階級之分，無論乘坐頭等或商務客位、長途巴士、火車及汽車等，均有機會患上。這是因為長時間維持"坐着"的姿勢，小腿沒有足夠活動，血液容易凝聚，成為一些非常細小的血塊，停留在血管裏；如果這些血凝塊流到肺部、心臟和腦部等重要的器官，就會阻塞正常的血液供應，引致會喪命的心臟病、中風等嚴重病況。

經濟客位候羣症的高危者

大家不要以為只有上了年紀的人才容易患上經濟客位候羣症，至少在七種情況下會患上此症：

- 需要長期坐着工作，缺少運動的人士
- 體胖或血脂偏高的人
- 短時間內曾口服避孕藥的女士
- 懷孕的準媽媽
- 近期生育過的婦女
- 剛動過手術的人
- 患有靜脈曲張的人

為何孕婦屬高危一族？

為何懷孕或剛誕下嬰兒的婦女亦容易患上經濟客位候羣症呢？因為前者可能血壓較高，而後者因生產而造成的傷口，可能使血管壁上有血塊凝固，因此兩者不宜長時間坐在椅上，以免影響血管內的血液流通。至於服了避孕藥的女士，由於該類藥物會影響使用者的血液濃度，因此亦會影響血液流通，形成經濟客位候羣症。

如果大家發覺自己出現以下情況，可能是患有早期經濟客位候羣症的徵狀，應及早找醫生作進一步檢查：

- 在沒有進行任何劇烈運動的情況下，小腿位置出現紅腫，或腿痛。
- 腳掌向上屈時，小腿的脹痛加劇。

預防方法

對於那些要長期乘搭長途客機、巴士或長時間坐在椅上工作的朋友來說，以下是一些預防方法，有助減少患上此症的機會。

方法 1 選購壓力絲襪 （圖 11.1）

- 利用一些特製的壓力絲襪包裹整個下肢，減少血液凝聚在小腿。

- 選購時，除了要知道自己的下肢長度外，還應知道自己的身高體重，才能選配合適自己的壓力絲襪。

- 如果穿着壓力絲襪時，感覺腳指部位非常緊迫，可改用開襪頭一類的壓力絲襪。

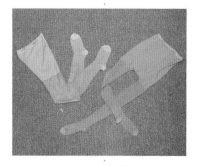

圖11.1
壓力絲襪可減低經濟客位候暈症的形成。

方法 2 穿舒適鬆身衣物

應盡量穿着舒適鬆身衣物，避免局部位置壓力不平均，影響血液循環。

方法 3 飲大量開水

保持飲大量開水，維持體內一定的壓力，防止血塊凝固。

方法 4 避免酒精飲品

避免飲大量含酒精的飲品，因為酒精利尿，會加速水分流失。

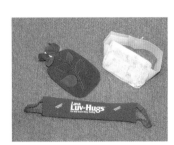

圖11.2
暖水袋可促進血液循環，有助紓緩經
濟客位候羣症。

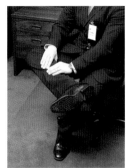

圖11.3
把手放在小腿外側，輕按小
腿，並向大腿方向上推。

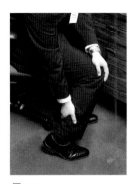

圖11.4
雙手放在小腿肌肉上，用整
個手掌提起小腿肌肉，再放
回原來位置。

方法 5　敷暖水袋／按摩小腿

敷暖水袋（圖11.2），及定時按摩小腿，加速血液循環。

- 將手放在小腿外側，輕按小腿，並往大腿方向上推（圖11.3），重複動作3至4次。

- 雙手放在小腿肌肉上，用整個手掌提起小腿肌肉後，再放回原來位置（圖11.4），重複動作5至10次。

方法 6　足部運動

圖11.5
盡量將腳趾屈曲。

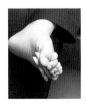

- 盡量將腳趾屈曲（圖11.5），重複動作10次。

- 盡量將腳趾張開，重複動作10次。

- 腳尖着地，提起腳跟（圖11.6），重複動作10次。

- 腳跟着地，提起腳尖（圖11.7），重複動作10次。

- 腳掌順時針方向打圈10次（圖11.8），逆時針方向打圈10次；

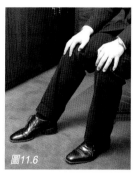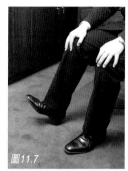

圖11.6
腳尖着地，提起腳跟。

圖11.7
腳跟着地，提起腳尖。

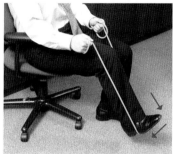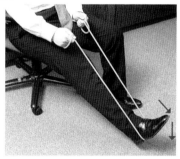

圖11.8
腳掌順時針方向打圈10次，然後逆時針方向打圈10次。

圖11.9
腳跟着地，腳掌踏強力帶，向着地面踏地，重複動作10次。這動作可加強肌肉收縮放鬆效果，推動血液流動。

- 腳跟着地，腳掌踏強力帶，向着地面踏地（圖11.9），重複動作10次。這動作可加強肌肉收縮放鬆效果，推動血液流動。

方法 7 選擇適當的坐椅 （圖11.10）

選擇適當高度的座椅，有助減少經濟客位候暈症的形成。

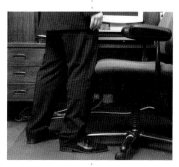

圖11.10
選擇適當的坐椅。

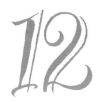

安枕 "有休"

當我們熟睡後，頸及肩部的肌肉需完全放鬆，這才稱得上"優質睡眠"。由於肌肉放鬆後，頸椎只靠韌帶和關節囊的韌性維護椎骨的相對位置，因此，如果大家長期睡在高度不適當的枕頭上，容易令頸骨變形，影響正常的頸椎生理弧度。

> ＊ 正常成年人的生理弧度由頸到臀部形成兩個"S"形，於身體平仰或側睡時，肩部及臀部相對承受較大的身體重量。

正確的睡眠姿勢

正確的睡姿，是指睡覺時的姿態能維持頸、腰椎骨有正常的弧度。很多人質疑究竟仰臥睡 (supine) 正確，或是側臥睡 (side-lying) 正確？其實，側睡或仰睡都有其正確的睡姿。只要配合適當承托力的牀褥，亦可達到舒適及肌肉放鬆的效果。

睡姿 1 正確的側臥睡姿

對腰部來説，側睡是最舒適的姿勢。當雙腳屈曲時，有助背部肌肉放鬆，亦使側臥的姿勢更穩定，不過要注意髖關節的屈曲，應該少於90度，否則，就會使腰背過分彎曲，當你一覺醒來，腰部可能會感到不適。

側臥時，睡枕的高度大約與肩膊高度相同，讓脊椎保持成一直線 (圖12.1及12.2)；而兩腿間應置一枕頭，以減低腰部扭動，增強舒適度。

　　側臥睡者，需於不同晚上，兩邊交替側睡，以免長期壓向一邊肩膊。

圖12.1
錯誤睡姿：枕頭太硬或高、頭和肩膀向上突起。

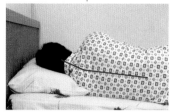

● 選購枕頭貼士

　　身型高大及膊寬的人士，肩膀容易出現向下摺曲的現象，於選購枕頭時，適宜購買較高的枕頭。

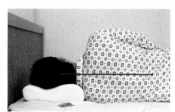

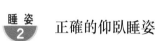正確的仰臥睡姿

　　仰睡時，利用軟枕放在雙膝下，可幫助腰部肌肉放鬆。同時，枕頭不宜過高，因為過高或過低都會扭曲頸椎的生理弧度，可看以下例子：

圖12.2
正確睡姿：頸和腰椎成一直線。

- 枕頭太軟或低，頭和肩膀向下沉。
- 枕頭太硬或高，頭和肩膀向上突起。
- 頸和腰椎成一直線，這是正確仰臥睡姿。

　　大家想知道枕頭是否適合自己，應該先量度出枕頭受壓後應有的厚度，並確定其受壓後的高度與肩膊高度相同。量度時，應靠牆而立，頭背及腳都緊貼牆邊（圖12.3）。

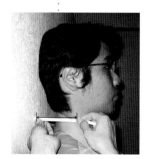

● 選購枕頭貼士

　　身型高大，背部肌肉豐厚的人士或 "駝背" 的長者，上述厚度會較大，故在選購枕頭時，高度也要相對提高。

圖12.3
量度時，應靠牆而立，頭背及腳都緊貼牆邊。側臥睡者，可側身靠牆而立，記下頸與牆最大的距離。

選購枕頭質料原則

市面上，為迎合大眾的需求，枕頭的種類繁多。根據2003年初，由消委會進行的28款枕頭測試發現，19款聲稱有健康效用的枕頭代理商，均未能提出有效的科學根據。物理治療師指出，枕頭質料需要符合兩大基本原則：

- 有足夠的承托力
- 有一定的柔軟度

重要是消費者要有足夠的認識及親身嘗試枕頭的舒適度。以下是一些新式及傳統的枕頭樣本，並附物理治療師的專業意見，供讀者參考。

枕頭 1　太空枕 (圖 12.4)

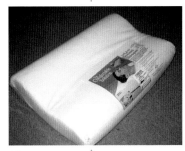

圖12.4
太空枕。

特徵： 會因應熱力及壓力而改變形狀。

意見： 質料軟硬適中，密度高的海棉太空枕，可貼近頸椎，並隨頸椎弧度而變形。

由於此類枕頭受壓後會向下沉，選購時，宜選擇比一般枕頭大一個碼的，然後再觀察頸腰椎的弧度是否保持正常的生理弧度。

枕頭 2　氣泵枕

特徵：內置氣泵，可調校高度。

意見：高度可任意調校，簡單方便，適合大部分人士。波浪型的設計能緊貼頸椎弧度。

傳統木棉枕 （圖 12.5）

特徵：軟綿綿

意見：軟綿綿的感覺能令頭和頸部肌肉慢慢放鬆，不過，鬆軟的木棉受壓後容易堆成一團，失去承托力，所以要不時拍打及調整木棉花的數量。

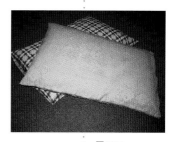

圖12.5
傳統木棉枕。

防睡眠窒息枕 （圖 12.6）

一般睡眠窒息症症狀為：鼻鼾聲大、經常打呵欠、精神難以集中、睡眠時間不能持續等。

成因：上呼吸氣道狹窄，睡眠時，管轄呼吸氣道比一般正常的弱或過於放鬆，以致空氣進入肺部時受阻。

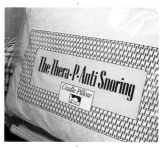

圖12.6
防睡眠窒息枕。

留意：有家族遺傳、肥胖，或中年男士容易患上此症。

選用這類枕頭要分外留神，當平臥時，頭部能微微仰起，張開上部的呼吸系統，讓空氣容易進入。市面上已有控制鼻鼾的枕頭出售，消費者可細心選購。

圖12.7
小童健康枕。

小童健康枕 （圖 12.7）

小童在成長過程中，椎骨尚未成形，由於他們的柔韌度特別高，長期使用不適合的枕頭，容易使頸椎弧度變形。所以，小童和成人一樣，需要一個合適的"頸椎枕"。

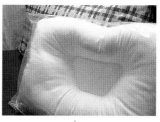

相信大家對選擇枕頭已有若干了解，如果想完全得到充分睡眠及頸肌休息，除了有一個適合的枕頭外，還需要配合一些睡前運動，這樣頸椎及肌肉更能得到充分休息。

睡前運動

運動
1

首先，俯伏牀上，雙肘屈曲並支撐於牀上，雙腕放於下顎，然後下顎向後收緊，雙腕微加推力向下顎推，這就是俗稱"收下爬"運動，維持動作1至2分鐘。重複動作10次。這樣，上背及顎後的關節便能感受壓力，達至收下顎的功效。

運動
2

沐浴後，將毛巾圍於雙肩，雙手各執毛巾兩端並向前推，而頭部同時向後收緊，維持動作5秒及重複動作10次。這樣毛巾便能提供壓力予"寒背"的位置上，猶如物理治療師的手力按壓。

辦公室及家居運動

運動
1

圖12.8
雙手放於雙肩並指尖互碰，指尖直接將壓力給予頸胸椎交界的關節上，同時下顎收後。

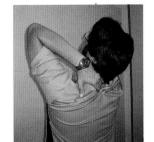

雙手放於雙肩並指尖互碰，指尖直接將壓力給予頸胸椎交界的關節上，同時下顎收後。維持動作5至10秒，及重複10次 (圖 12.8)。其實此運動類似毛巾運動。另外，亦能配合一般的頸部運動如轉頭、側頭、仰天等，提高活動幅度。

運動

雙肩肌肉容易疲勞，從而拉扯頸部，因此肩膊的鬆弛運動是十分重要的。首先放鬆雙肩，然後雙肩向上縮高，並徐徐向後收，然後放鬆（圖12.9）。重複動作10次。

運動

斜方肌是位於頸膊間的重要肌肉，容易因疲勞或缺乏休息而疼痛收縮，拉筋運動便能紓鬆此肌肉。先把右手提高並放於左耳之上，用平均的力量向右拉，把左頸膊間的斜方肌拉開（圖12.10），維持10秒。這樣便感覺右斜方肌緩緩放鬆，然後再反方向重複，兩邊交替伸展大約10次便足夠。

圖12.9
首先放鬆雙肩，然後雙肩向上縮高，並徐徐向後收，然後放鬆。

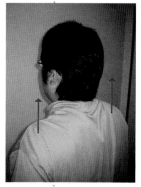

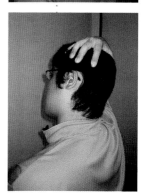

圖12.10
先把右手提高並放於左耳之上，用平均的力量向右拉，把左頸膊間的斜方肌拉開。

牀褥大搜查

相信大家都試過睡眠不足。根據一項調查顯示，睡眠質素與牀褥的選擇有密切關係。我們每天有三分之一時間睡在牀上，但大家往往對這"貼身伴侶"不甚了解，以致往往睡在不合適的牀褥上，令睡眠質素下降，大大減低日間工作效率，影響競爭力！

為使大家能進一步了解牀褥這"貼身伴侶"，本文從多角度分析牀褥的選購原則，包括了解牀褥的種類、厚薄、軟硬度等，同時介紹正確的睡眠姿勢，並對當代牀褥設計的新概念略作解釋。

牀褥的種類

現時坊間較常見的牀褥，一般可分為四大類：彈簧式、天然纖維/椰棕、泡膠/浮膠及太空棉。

牀褥 1 彈簧式

不同牌子有獨有的組合，常見有獨立袋裝彈簧、連鎖互相緊扣彈簧和三角形彈簧等。

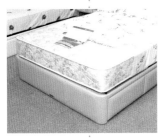

圖13.1
獨立袋彈簧式。

● **獨立袋彈簧** （圖 13.1）

每個彈簧均採用特強的鋼線屈繞成桶形，經過壓縮工序後，再密封於堅硬的纖維袋內。其特點是每組鋼線緊扣在一起，互相連結。

優點

獨立袋裝彈簧設計能夠為人體提供足夠的承托力（圖13.3及
13.4）。由於正常人體脊骨呈"S"型（以側面看），所以當您平臥在
牀時，身體與牀褥的接點及壓力到處不同。獨立彈簧設計使身體
各部分皆得到足夠承托，保持脊骨的生理弧度，使肌肉得到充分
的鬆弛。使用雙人牀褥時，更不會因伴侶轉換
睡姿而影響自己睡眠。

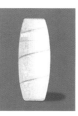

專業意見

要選有彈性的為佳。此類牀褥一般較厚，
而彈簧與身體之間會有不同厚度及硬度之墊
層，例如泡膠、高密度海棉或纖維等物料。墊
料厚薄及層數、軟硬均與牀褥的承托效能息息相關：以 (1) 下壓
時感覺不到彈簧的存在及 (2) 躺下時不會感到急速下墜為合適。
而墊物層物料的質素亦會大大影響牀褥的承托效能。另外，此類
牀褥一般較重，因此搬動時要格外小心。

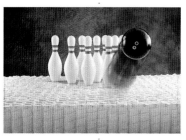

圖13.2及13.3
獨立袋裝彈簧設
計能夠為人體提
供 足 夠 的 承 托
力。

• 連鎖式彈簧

優點

連鎖式可扣成不同形狀，例如Z形、三角形、三段式等。此
類牀褥能將壓力平均分散，將睡眠者重量擴散，加強承托於臀及
肩膊等受重點，以保持脊骨的生理弧度。這類牀褥設計上可以較
薄較輕，適合學童和長者這輩需要較強承托力的人士使用。

圖13.4
一般採用鋼線屈
成圓桶形的彈
簧。

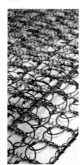

專業意見

因墊層較薄，舒適度一般不及厚褥。而且身型差距較大之伴

侶在使用雙人牀時，可能會因伴侶轉身而影響睡眠質素，所以此類牀褥在單人使用時能發揮較佳效果。

牀褥 2　天然纖維／椰棕

優點

這類牀褥有些採用百分百純天然物料，褥身較薄，有較持久的彈力，在壓力測試下表現較佳。天然纖維一般對脊骨有較強承托力，讓外圍的肌肉得到放鬆，並且透氣度高，與薄身的連鎖式彈簧效用類同，不過售價相對便宜。

專業意見

其實牀褥並非越硬越好，除了要考慮對脊骨承托力外，亦需考慮身體重量之分佈，過硬的牀褥會令身體支點壓力增加，令使用者感到不舒適，亦可能妨礙身體部分位置的血液循環。讀者應根據個人的身型與體重去選擇，亦宜向醫生或物理治療師請教。

牀褥 3　泡膠／乳膠

優點

非彈簧牀褥大部分以PU泡膠或乳膠作主要材料。PU泡膠是聚氨酯，俗稱輕膠，特點是十分輕巧，成本低廉；乳膠則以橡膠乳液為材料製造，一般成本比PU泡膠略貴。

專業意見

很多牀褥均用泡膠作為製料，皆因泡膠綿能提供柔軟度，而且回彈力高，不易變形，加上經濟實惠，較受大眾歡迎。然而讀者需留意，泡膠的透氣度較低，而且屬易燃物料，耐熱程度較低，大家選購時應慎重考慮。

 太空綿

優點

太空綿是近期流行的牀褥設計，它採用太空高科技物料及高效能的聚酯製成，能因應人體壓力及熱力而變形，減低形成壓力點之情況。

專業意見

太空綿軟硬適中，能將身體重量平均分佈。由於設計物料能因應熱力及壓力而變形，脊骨能得到有效承托，有助改善睡眠質素。

這類產品設計及概念較新，成效有待考證，加上售價亦較高昂，其耐用程度在潮濕的環境下未知能否跟歐美地區相若，在成本效益的大前提下，大家在選購時宜審慎考慮。

為子女選擇合適的牀褥

除了成年人需要審慎選購牀褥，小朋友的牀褥亦應慎重選擇。正值發育時期的小朋友，骨骼發展尚未成熟，更加需要一張承托力良好的牀褥，保障他們的脊骨可以正常健康地發展。此外，研究亦發現，學童如果缺乏充足健康的睡眠，他們的學習能力和記憶能力都會受到影響；如果牀褥不夠舒適，睡眠時輾轉反側，小朋友便無法得到充足的睡眠。因此，給子女選擇一張健康舒適的牀褥，可保障子女身心健康發展。事實上坊間已出現一些針對兒童脊骨發展的牀褥，這些產品一般較為薄身，目的在於配合上下格牀（碌架牀）或子母牀的設計。家長可根據提供合適承托力的原則選購適合子女的牀褥。

小結

實際上，睡眠如同吃喝一樣，是人類生理上的基本需求。各人的睡眠習慣各有不同，有的喜歡睡硬的牀褥，有的喜歡睡軟的牀墊。過軟的牀褥承托力不足，令身體下墜，不論仰睡或側睡，背骨都向下彎曲。結果，雖然連續睡上多個小時，睡醒後反而感到腰酸背痛，不但難以恢復體力，還可能覺得更疲倦，長期下去會對脊骨造成永久性的影響。相反，過硬的牀褥缺乏軟墊作用，不能使背部受壓之力量平均分佈，因而令身體重量過分集中於某個部位，導致輾轉反側而無法成眠。

理想的牀褥是軟硬適中，能均勻承托身體各部分，又能令脊椎骨保持正常的生理弧度。所以選購牀褥時，不能只用手試按幾次或坐在牀褥來判斷軟硬度便算。現時不少傢具店都鼓勵客人試睡，這對我們選購合適牀褥十分有幫助。

參考資料：本章部分內容節錄自《選擇》月刊，274 期，1999 年 8 月號。

男女健美修身法

第三部分

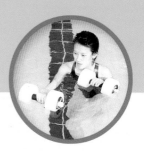

14 男女瘦身必練八式

怎樣才能減去我們體內的多餘脂肪?如何才可擁有一副健美身段?甚麼叫主動和被動肌肉訓練?它們的效用和分別又在哪裏呢?以下就為大家分析這些問題,並提供一套健體運動供各位參考。

近年香港掀起一股瘦身熱潮,瘦身食品、減肥餐和纖體器材應運而生。在眾多瘦身減肥方法中,還包括一些聲稱不需吃藥,不需做運動的快速減肥方法。當中有些儀器是利用電流來刺激用者肌肉,以達致瘦身、消脂減肥的效果。究竟這些電療儀器如何能瘦身呢?我們又應否使用呢?

電療瘦身?

這些電療儀器之所以起到瘦身作用,其原理是將脈衝電流透過電極片傳送至身體某部分的肌肉,使其收縮,模仿正常肌肉的運動,以達到結實肌肉的目的。使用者在每次療程進行時都會看到自己的肌肉在跳動,感覺就像自己做運動般。

脈衝電流儀器於四十多年前已被醫生和物理治療師採用。它屬於電療儀器的一種。這種儀器分為兩種:透皮層神經電刺激(TENS)(圖14.1)及電流肌肉刺激(EMS)。

兩者的分別在於頻率不同,這兩種電流的週波較短,大部分電流只能滲透過皮膚,傳至表層肌肉及神經線,小部分電流透至深層肌肉及關節。

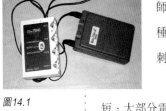

圖14.1
透皮層神經電刺激
(TENS)

TENS 透皮層神經電刺激

TENS主要應用在治療痛症方面，如頸背痛、肩膝痛等關節痛，以及肌肉緊張、網球肘、運動創傷和所有與肌肉有關的創傷，甚至手術後的傷口痛等。

因為它的電流會刺激末梢神經，阻礙痛楚感覺傳至腦部，和增加體內止痛劑 (endophine) 的分泌，達到止痛作用。另外亦可增加患處血液循環，有消炎作用。

EMS 電流肌肉刺激

EMS有一種使肌肉重新學習 (muscle re-education) 的作用，主要用來治療因受傷或長期缺乏運動導致的肌肉萎縮，中風後的肌肉偏癱、面癱等。進行這種電療時，電流會刺激肌肉，產生收縮，以強化它們。

市面上所見的一般瘦身電療器，其實是運用了EMS的肌肉重新學習功能去幫助用者鍛鍊肌肉，達到瘦身的目的。

被動運動？主動運動？

肌肉運動基本上可分為"主動運動"和"被動運動"兩種。前者指在大腦控制下的肌肉收縮，例如仰臥起坐和捲腹運動等。後者則指在非腦部控制下，靠外界環境刺激的肌肉收縮，而 EMS所產生的肌肉收縮，便屬於後者。雖然有研究顯示EMS對收緊及強化肌肉有正面效果，但相比起"主動運動"，其效果較為遜色，故這種肌肉跳動是不能取代真正的運動的。

事實上，要有效消耗體內脂肪要靠"主動帶氧運動"（aerobic exercise），同時亦要配合年齡及個別人士的體質制訂合適之運動處方。只靠電流刺激肌肉的"被動運動"不會消耗脂肪，故不可能取代帶氧運動。如果真的要使用這些儀器，亦只可視它們作一種輔助的鍛鍊工具。如在運動前使用，可預先讓肌肉進入運動狀態；在運動進行中或在運動之後使用，則可增加肌肉的運動強度。

瘦身運動八式

如想達到較佳的瘦身效果，"主動運動"是不可或缺的。以下介紹八個簡易運動供大家參考。

- 上肢

(1) 坐式推膊（shoulder press）（圖14.2）

(2) 三頭肌屈伸（triceps extension）

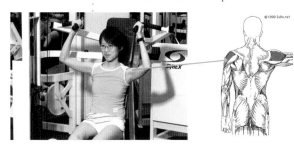

圖14.2　坐式推膊　　　　　　　　　三角肌

- **軀幹**

(3) 坐式拉背 (seated row)（圖
14.3）

(4) 軀幹後伸 (trunk extension)
（圖14.4）

(5) 飛鳥 (pec fly)（圖14.5）

(6) 捲腹（abs bench）（圖14.6）

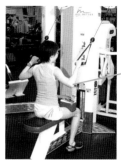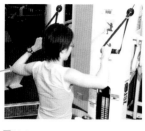

圖14.3
坐式拉背

圖14.4　軀幹後伸

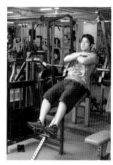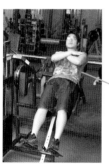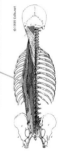

豎棘肌

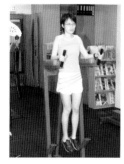

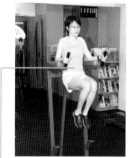

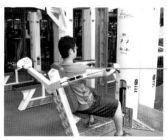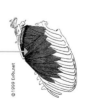

圖14.5　飛鳥　　　　胸大肌

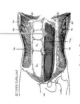

腹
直
肌

圖14.6　捲腹

● 下肢

(7)　單腿提起（gluteal lift）（圖14.7）

(8)　坐式深蹲（seated leg press）（圖14.8）

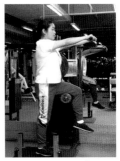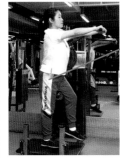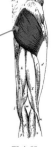

圖14.7　單腿提起　　　　　　　　　臀大肌

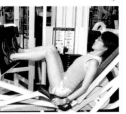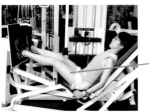

圖14.8　坐式深蹲　　　　　　　　　股四頭肌

這八個主動運動，大家要注意動作需較慢，用力時呼氣，還原時吸氣。每次重複做2至3組，每組15次。可視乎情況每星期做2至3次。

若再配合其他帶氧運動如慢跑、走路、打球、踏單車等，消脂及瘦身的效果會更好。

小結

市面上出售的肌肉刺激器大多合乎安全標準，但我們不應過分倚賴機器而忽略正常運動。若長期使用這些肌肉刺激器，有可能使神經線對其反應麻木而需要越來越強的電流刺激才有反應，最終可能會損害肌肉和神經線。

在某些情況下，如懷孕的婦女，或使用心臟起搏器、有金屬板釘於體內、患糖尿病或嚴重血壓高的病人，在使用這些肌肉刺激器前必須徵詢醫生或物理治療師的意見。

15 活力毛巾操

　　坐骨神經痛、椎間盤後移、頸膊痛、高爾夫球肘、網球肘、五十肩、膝關節炎等等的痛症，都是經常困擾大家的問題，患上這些痛症，往往需要一段時間才可康復。事實上，只要懂得正確的保健運動，這些痛症是可以徹底根治的！

　　患有以上痛症的原因非常複雜，可能是工作環境不理想，身體不能在正常的姿勢下支撐整個骨架，增加了對關節及筋腱的壓力，甚至造成損害；又或是本身的肌肉，缺乏柔韌性和力量不足，不能滿足工作或周圍環境的需要，最後導致意外受傷或勞損。這些病因往往被大家忽略，而大家的注意力，大多集中在處理表面痛楚或其他不適的"症狀"上，情況就如患上傷風感冒後，大家只顧治理流鼻水和發熱等"症狀"的問題，卻忽略了察看周圍環境，是否過冷或過熱，俾使下一次處身這類環境時，懂得調節溫度或加減衣服，避免再次着涼，感染感冒。

　　因此，要預防或改善現有的骨骼關節毛病，就要從體質着手，加強肌肉力量和關節的柔韌度，使之能適應外在環境的變化，方能減低病發的機會。

保健毛巾操

　　以下特別為大家介紹一套在西方國家非常流行的保健毛巾操。

　　這套保健毛巾操的優點在於動作簡單，但種類變化繁多，可以切合個人的需要，對應不同的關節和肌肉。同時所需的用具

——"毛巾"，是家居常用之物，價格低廉，易於收藏，使用起來相當方便。

工具：大浴巾一條，將它捲成一條兩吋半至三吋的窄帶。

頸部操

改善頸膊酸痛、頭痛或手麻。

頸部操
1

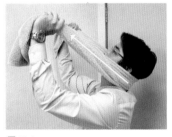

圖15.1
將毛巾中端位置，纏過後枕。

- 將毛巾中端位置，纏過後枕 (圖15.1)。
- 手握毛巾兩端，向前及向上拉。
- 將頭部垂低，直至頸部後面有拉扯的感覺。
- 一次維持10秒，重複5次。

頸部操
2

- 將毛巾中端位置，纏過左耳 (圖15.2)。
- 右手握着毛巾兩端，向右及向下拉。
- 將頭部拉近肩膊，直至頸部外側有拉扯的感覺。
- 維持10秒，左右輪流，重複5次。

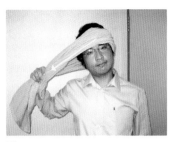

圖15.2
將毛巾中端位置，纏過左耳。

肩膊操

改善及預防肩膊酸痛、肩周炎。

肩膊操
1

- 手握毛巾兩端，並高舉放於頭後。
- 右手手肘屈曲，左手向外伸直。
- 將毛巾拉向左，令右方脇有拉扯感覺。
- 維持10秒，左右輪流，重複5次。

肩膊操
2

- 手握毛巾兩端，左端放在肩膊上，右端放於腰間，並將毛巾斜放於背後(圖15.3)。
- 右手手肘屈曲，左手向上伸直。
- 將毛巾拉向上，令右方肩膊有拉扯感覺。
- 維持10秒，左右輪流，重複5次。

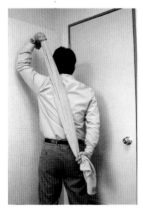

圖15.3

手握毛巾兩端，左端放在肩膊上，右端放於腰間，並將毛巾斜放於背後。

腕部操

預防及改善腕部、手肘酸痛、網球肘或高爾夫球肘。

- 將毛巾繞過手掌，伸直手肘，手掌向天。
- 另一手將毛巾向下及向內拉。
- 讓手掌屈向下，掌心向前。
- 維持10秒，左右輪流，重複5次。

腰部操

預防及改善腰酸背痛，坐骨神經痛及椎間盤後移。

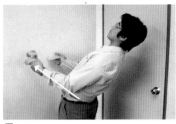

圖15.4
將毛巾中端位置，纏過腰部患處。手握着毛巾兩端，向前拉。

腰部操 1

- 將毛巾中端位置，纏過腰部患處。

- 手握着毛巾兩端，向前拉（圖15.4）。

- 以毛巾做支點，將身軀向後彎。

- 10次一組，重複三組，每次不需作任何停留。

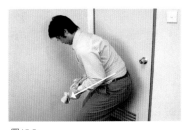

圖15.5
將毛巾中端位置，纏過腰部患處。微曲雙膝，腰部挺直及微微向前傾。挺着毛巾，將身軀向後曲。

腰部操 2

- 將毛巾中端位置，纏過腰部患處。

- 微曲雙膝，腰部挺直及微微向前傾

- 手握着毛巾兩端，平放在兩腿之上。

- 以毛巾做發力點，挺着毛巾，將身軀向後曲（圖15.5）。。

- 10次一組，重複三組，每次需停留10秒。

腿部及膝關節操

預防及改善腰背痛、腳跟痛及膝關節炎。

腿部操 1

- 一腳平放在牀邊或梳化上，一腳屈曲或放在地上。
- 將毛巾中端位置，纏過前腳掌位置。
- 手握着毛巾兩端，拉向身內 (圖15.6)。
- 將腳掌微微拉向自己，並微微吊起腳跟。
- 當小腿肌肉出現拉扯的感覺，停留10秒，左右輪流，重複10次。

腿部操 2

- 屈膝平臥牀上。
- 將毛巾中端位置，纏過前掌位置。
- 緩慢地用毛巾將整條腿拉起。
- 盡量保持膝關節挺直。
- 當大腿後方的肌肉出現拉扯的感覺，停留10秒，左右輪流，重複10次。

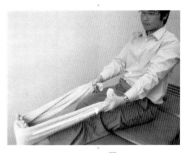

圖15.6
一腳平放在牀邊或梳化上，一腳屈曲或放在地上。手握毛巾兩端，推向身內。

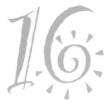

防治骨質疏鬆靠運動

吳太誕下第二個小朋友剛好一年了,她的腰痛始終沒有大改善,醫生雖已從X光片中診斷出她為骨質疏鬆,她亦已跟從醫生指示進食鈣片,但骨質還是低於標準。後來經物理治療師處方,進行了三個月的針對性負重運動後,吳太的腰骨現在不僅沒有痛,還能親自抱BB了。

缺乏運動骨質疏鬆

身體的鈣質,在正常的情況下,大部分是儲藏在骨骼中形成骨質,只有小部分是浮游在血液中的。當骨骼及關節經常受到不同的外在壓力,身體會自動吸收體內從食物中得來的鈣質,轉化成為骨質,使骨骼更強壯,但當骨骼長期不用承受壓力,身體過剩的鈣質便會自骨質中流失,形成骨質疏鬆。

根據資料顯示,白人及亞洲人的骨質密度較黑人為低,而長期從事體力勞動的人,患骨質疏鬆的機會也較低。香港人由於缺乏足夠的運動,骨質疏鬆這種慢性病卻有年輕化的趨勢,尤其是過瘦、少運動的人士,以及產後或收經後的婦女。

然而,不是每一種運動也能強化骨質的,例如游泳及柔軟體操對強化骨質就作用不大。因為容易患有骨質疏鬆症的某幾個關節部位,如腕骨、脊椎骨和髖骨,都是一些經常受力的地方,直接對盤骨、腳眼、腳骨和脊骨等位置給予壓力,才能刺激骨骼生長,增強骨骼的硬度,令多些鈣質留存於骨骼內,減低骨質流失。

負重運動八式

全方位的負重運動 (resisted ex-ercise)，可令骨骼有效受到不同壓力，達到強骨防疏鬆的效用，當然必須持之以恆，及做得其法，以下介紹八個簡易的負重運動給大家參考。

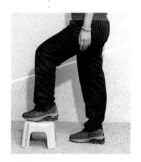

圖16.1
原地踏級：單腳曲膝踏上矮凳，利用腳力慢慢伸直引身上一級，再慢慢踏下地面還原。雙腳動作交替。

下肢

（1）原地踏級（圖16.1）

單腳曲膝踏上矮凳，利用腳力慢慢伸直引身上一級，再慢慢踏下地面還原。

（2）單腳輕跳（圖16.2）

單腳微屈膝站着，輕輕原地跳起。

效用：強化大腿、膝蓋、小腿及踝骨。

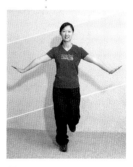

圖16.2
單腳輕跳：單腳微屈膝站着，輕輕原地跳起。

腰臀

（3）半身拱橋（圖16.3）

仰臥，手臂平放身體兩側，腳屈曲至舒適的角度，利用腰力及臀部力量挺起及挺直腰部。

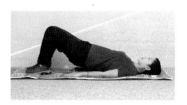

圖16.3
半身拱橋：仰臥，手臂平放身體兩側，腳屈曲至舒適的角度，利用腰力及臀部力量挺起及挺直腰部。

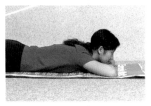

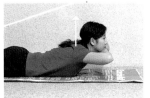

圖16.4
俯臥背飛：俯臥，把手放於下顎底下，利用腰力把上半身升離牀面。

圖16.5
半掌上壓：伸直雙手放在牀邊，雙腳向後站，使身體平直成一線，慢慢伸直雙手還原。

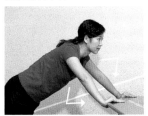

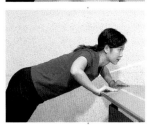

(4) 俯臥背飛（圖16.4）

俯臥，把手放於下顎底下，利用腰力把上半身升離牀面。

效用：強化腰脊、盤骨及髖關節。

● 上肢

(5) 半掌上壓（圖16.5）

伸直雙手放在牀邊，雙腳向後站，使身體平直成一線，慢慢伸直雙手還原。

(6) 側抽啞鈴（圖16.6）

側身前後腳站着，一手放在牀邊支撐身體，另一手提着啞鈴，把手肘向上朝天花板提升。

效用：強化肩胛位中間的背部肌肉。

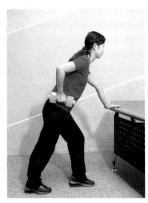

圖16.6
側抽啞鈴：側身前後腳站着，一手放在牀邊支撐身體，另一手提着啞鈴，把手肘向上朝天花板提升。

• 上肢

(7) 臥推啞鈴 (圖16.7)

仰臥，手持啞鈴屈曲，手肘放身體兩側，用手力慢慢把啞鈴向上推。

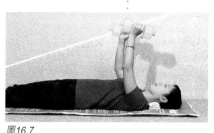

圖16.7

臥推啞鈴：仰臥，手持啞鈴屈曲，手肘放身體兩側，用手力慢慢把啞鈴向上推。

(8) 手撐全身 (圖16.8)

挺身坐在有扶手的凳上，雙手緊握扶手，用臂力經掌心推直手肘，令臀部離開椅面，應避免用腳力。

效用：強化肩膊關節、手臂、手肘及手腕骨。

以上八式負重運動，向上時動作保持緩慢，停留5秒後，再慢慢落下還原。每天重複做10次。

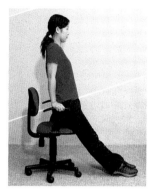

圖16.8

手撐全身：挺身坐在有扶手的椅上，雙手緊握扶手，用臂力經掌心推直手肘，令臀部離開椅面。

小結

若想更有效預防骨質疏鬆，可再配合其他上肢負重的全身性運動，如慢跑、走路、跑步 (圖16.9)、打球、跳舞、划艇、爬樓梯等，不過，已患骨質疏鬆或有其他身體毛病的人，宜先徵詢物理治療師的意見。

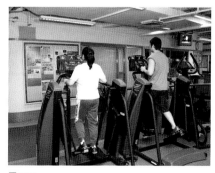

圖16.9

跑步有助強健骨骼。

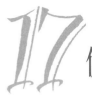

健康水中求

當夏天將至，大家有否想過水中暢泳？原來浸在水中除了有消暑之效，亦可透過水中運動消除疲勞，更可以強化肌肉，紓緩關節痛及減輕關節硬化，可謂嬉水有益。

泳姿不正易拉傷

水中運動固有相當益處，但若泳姿不正確也會令身體受創的。對於不懂泳術的人，如沒有浮板、水泡的協助，可能會有點膽怯，令肌肉更加緊張，游水不但得不到鬆弛身心的效果，反而增加肌肉的疼痛。就算是那些泳術一般的朋友，在碧波暢泳，亦有機會拉傷肌肉。

例如那些喜歡游蛙泳，卻不懂在水中呼氣的人士，由於要一直保持頭部露出水面，以方便換氣，使頸部及整個身體得不到放鬆，甚至令頸椎、腰椎勞損。

至於喜愛自由式的人，如果平時未能有效地鍛鍊肩膊、手臂肌肉，下水前又未作適當的伸展運動，也易因肩膊頻密高舉，而出現勞損、肌腱發炎，以致患上游泳肩。

另外，游自由式而又採用側一邊頸脖來進行吸氣的人，增加局部肌肉的受壓，有可能扭傷頸項。如果大家不希望受到以上損傷，不妨參考以下"水療法"，以紓緩身體的肌肉疲勞與緊張。

“水療”增加關節柔韌性

或許大家會覺得奇怪，既然游泳可能會帶來肌肉緊張、勞損或扭傷，為何同樣是浸泡在水中的“水療法”，卻可借水力來紓緩肌肉緊張、加速血液循環，從而保護受傷的關節，減少關節和腳跟痛，以及因骨折而受傷的機會，甚至能令患有慢性支氣管疾病的人士也同樣得到裨益？為甚麼“水療”有這神奇的功效？

受到水本身特性的影響，當人體站立水中，而水位約在心臟左右的高度時，再依靠水的浮力，可減去人體八成的重量，使身體變得輕盈，對於過胖及患有關節病症，如腰背痛、膝關節痛、腳跟痛，甚至是長期性脊椎炎的患者，都可以在低負荷情況下進行肌肉鍛鍊，使關節、軟組織不致硬化，既可紓緩痛楚，亦可有效減輕病情！

不諳水性無問題

水療法、水中健體和游泳的主要分別，前兩項主要是針對個別肌肉、關節及心肺功能的訓練，可以有選擇地和混合性進行；後者是比較着重技能的訓練，屬於全身運動。游泳會使一些本質較弱的肌肉，被本質較強的肌肉代償（即代替其活動功能），比較弱的肌肉長期得不到針對性訓練，肌肉功能不平衡，這樣對患有腰痛和膝痛的人士，只能改善部分病情。

水療法和一般水中健體班的主要分別，是在開始階段時，水療的運動量會比較輕鬆簡單；然後導師會針對患者所患的急性或慢性痛症，或針對要強化肌肉，加強心肺功能等各種不同需要的

圖17.1
進行水療運動時，
需帶備適當的工
具：浮板、浮球、
浮力啞鈴、健身手
撲及彈力帶。

人士，設計出一系列針對性或全身性的水中運動課程。因此，水療可以是水中健體的初階，比較適合體弱及不熟水性的人士參加。

水療八式

進行水療法，步驟非常簡單，所需工具亦可以在一般體育用品公司購買得到。今次為大家設計的"水療八式"所需工具，分別是：浮板、6吋至8吋的水球、手套、發泡膠啞鈴及彈力膠帶（圖17.1）。

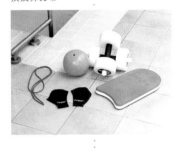

圖17.1
進行水療運動時，需帶備適當的工具：浮板、浮球、浮力啞鈴、健身手撲及彈力帶。

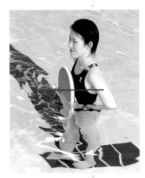

圖17.2
龍游淺水（前行）

水療式 1　　**龍游淺水（前行）**　（圖17.2）

鍛鍊部位： (主) 腹部肌肉

(副) 臀部、大腿肌肉及膝關節

工具：浮板

方法

(1) 垂直浮板，把四分之三浮板沉於水中；

(2) 屈曲手臂，把浮板緊貼於胸前；

(3) 向前行10米，來回約10次。

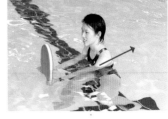

圖17.3
龍游淺水（後行）

水療式 2　　**龍游淺水（後行）**　（圖17.3）

鍛鍊部位： (主) 背部肌肉

(副) 臀部、大腿肌肉及膝關節

工具：浮板

方法

(1) 垂直浮板，把四分之三浮板沉於水中；

(2) 伸直手臂，把浮板放在最前位置；

(3) 向後行10米，來回10次。

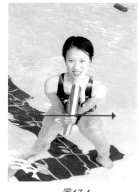

水療式 3 **橫行霸道** (圖 17.4)

圖17.4
橫行霸道

鍛鍊部位： (主) 腰部肌肉

　　　　　 (副) 臀部、髖關節

工具：浮板

方法

(1) 垂直浮板，把四分之三浮板沉於水中；

(2) 屈曲手臂，把浮板以90度角，垂直放於胸前；

(3) 向側行10米，來回約10次。

水療式 4 **十字懸掛** (圖 17.5)

鍛鍊部位： (主) 整個腰部肌肉、肩膊肌肉

　　　　　 (副) 膝關節、髖關節

工具：浮板兩塊

方法

(1) 先將浮板平放於水中；

(2) 呈90度角提起肩膊，屈曲手臂，平放浮板上；

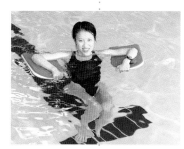

圖17.5
十字懸掛

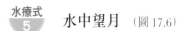

(3) 再提起雙膝，使雙腳離地；

圖17.6
水中望月

(4) 在水中懸浮約10秒，重複動作10次。

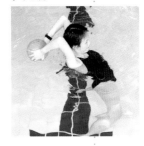

水療式 5　　**水中望月**　　(圖 17.6)

鍛鍊部位：(主) 頸部、背部肌肉

　　　　　　(副) 整個身軀

工具：6吋至8吋的水球

方法

(1) 雙腳分開，平穩站立於水中；

(2) 然後屈曲手臂，將水球放在頸後；

(3) 頭部向後仰，將水球壓向水裏；

(4) 重複動作10次。

水療式 6　　**順水推舟**　　(圖 17.7)

鍛鍊部位：(主) 上肢、腰部肌肉

　　　　　　(副) 整個身體軀幹

工具：發泡膠啞鈴

方法

(1) 雙腳分開，平穩站立於水中；

(2) 手握發泡膠啞鈴；

(3) 屈曲左手，推出右手，將發泡膠啞鈴向前推，同時將腰部轉向左方；

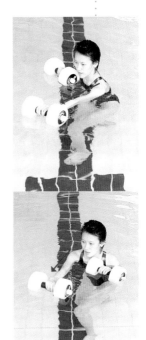

圖17.7
順水推舟

(4) 左右手交替重複動作10次。

水療式 7 日出日落 （圖 17.8）

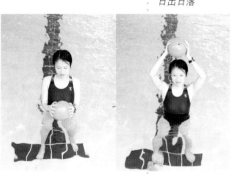

鍛鍊部位： (主) 肩膊、腹部肌肉

(副) 整個身軀

工具：6吋至8吋的水球

方法

(1) 雙腳分開，平穩站立於水中；

(2) 雙手握看水球，高舉在頭上；

(3) 然後將水球平放於水面；

(4) 跟着收緊腹部肌肉，再將水球壓在水中；

(5) 重複動作10次。

水療式 8 能屈能伸 （圖 17.9）

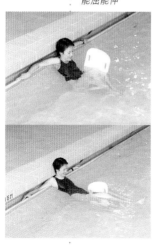

鍛鍊部位： (主) 腹部肌肉、膝關節、髖關節

(副) 肩膊、上臂肌肉

工具：6吋至8吋的水球/浮板

方法

(1) 雙手張開，放在池邊、渠口或浮波線上；

(2) 雙腳屈曲，並夾着水球/浮板，平臥在水中；

(3) 盡量固定身軀，伸直雙腿，平放在水面；

(4) 重複動作10次。

18 踢走壓力有良方

營養與壓力

生活中的"適量"壓力，可以成為生活進取之動力，但當壓力過大，便會觸發人體內部的生理反應，如果長期處於高壓力狀態，與壓力相關的疾病，便會相應產生，例如頭痛、潰瘍、肌肉關節疼痛、血壓高及心臟病等問題。

當遇上壓力時，身體內的一些荷爾蒙，例如腎上腺素，會令血壓升高、心律和呼吸頻率加快，脂肪細胞將脂肪釋放到血液中，血糖亦隨之升高，以提供身體於肌肉收縮時所需要的能量。這些身體機能的改變，目的在於提高警覺、令身體處於緊張狀態，以應付突發事情。而為了隨時可提供足夠能量以應付突發事情，人體必須有足夠營養。均衡的飲食，對營養的補給是相當重要。但工作壓力往往令人養成一些不良飲食習慣，包括大量飲用咖啡因、酒精類的飲品，影響營養吸收，甚至直接損害身體。

汽水、茶、可可、咖啡、朱古力等食物，均有利尿作用，如果大量進食此類食物，會令溶於水裏的營養素，例如可以紓緩壓力的維生素B、增強抵抗能力的維生素C，均會隨排出的尿液而流失。

面對壓力，"酒精"往往被人利用作為一種放鬆自己或逃避現實的工具，除了過量飲酒，會導致酒精中毒外，那些長期"利用"飲酒來減壓的人，也易患上血壓高、心肌損傷、肝硬化等病，同時也間接造成骨骼退化。

因為在正常情況下，肝臟以脂肪做燃料，而酒精由於只能被肝細胞消耗，當酒精送到肝臟時，會取代脂肪被選取作為燃料，於是未供取用的大量脂肪便積聚於肝臟，對肝臟造成損害，這些脂肪如被釋放至血液，就造成血脂過高，導致腦部及心臟血管閉塞。同時，由於肝細胞無法利用脂溶性的維生素D，這樣便影響了骨骼和牙齒的堅固性和減低修補效果。

1分鐘辦公室自我鬆弛呼吸法

若果能抽時間經常打球、游泳、跑步、遠足，按時運動，保持適當的娛樂，當然會對紓解精神壓力有很大幫助。但若果您只得幾分鐘時間，而又覺得身體十分疲倦及精神緊張，這裏為您提供一個快速方便的1分鐘減壓貼士。

- 找一個適當地點，使身體各個部位可以得到承托；
- 閉上眼睛，放鬆腹部肌肉；
- 用一隻手放於小腹之上；
- 用鼻子吸滿一口氣，閉氣數着"1、2、3"，然後呼氣讓腹部慢慢縮回，胸部慢慢縮回，胸部亦漸漸感到鬆弛；

如是者在1分鐘內重複此呼吸運動作四次，這樣您便可慢慢享受平靜呼吸帶來的身心鬆弛。

運動與壓力

有規律的"運動"可以改變身體的營養攝取，例如"中度"的運動量，可以使身體利用脂肪作能量的來源，有消脂效果；持續而有規律的運動習慣，更可增加肌肉裏的"醣"分儲存，改善長久工作的體力消耗，提高工作效率。另外，伸展運動亦可有效鬆弛肌肉，對長期處於壓力環境下，令肌肉變得繃緊，造成酸痛的人士，有相當大的療效。因此，以下再為大家介紹一套"紓緩頭痛按壓法"，及"鬆弛肌肉法"，以減輕壓力帶來的副作用。

圖18.1
雙手的虎口位置，平放在眼眉上，然後推向額頭及頭頂。

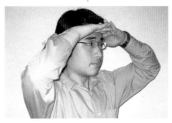

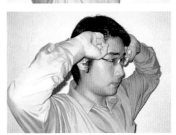

圖18.2
雙手握拳，壓向眼額兩側。

紓緩頭痛按壓法

1.　雙手的虎口位置(即大拇指與食指之間)，平放在眼眉上，然後推向額頭及頭頂(圖18.1)，重複10次。

2.　雙手握拳，壓向眼額兩側(圖18.2)，重複10次，每次停留10秒。

3.　雙手蓋耳，手指放在後枕位置，維持約1分鐘，手掌隨即離開耳朵，重複5次。

鬆弛肌肉法

在開始這項鬆弛運動之前，大家先閉上眼睛，細心感受雙肩、雙臂、雙腿及面部肌肉之繃緊程度；當依以下方法完成所有動作後，再請大家閉上眼睛，感受上述肌肉之繃緊程度，比較一下肌肉繃緊與鬆弛的分別，學習如何放鬆肌肉，減低酸痛與疲勞。

1. 雙肩用力向上縮起 (圖18.3)，維持約20秒，重複3次。

2. 緊握雙拳，然後伸直手肘及張開手指 (圖18.4)，每個動作維持約20秒，重複3次。

3. 雙手握着椅邊或桌上，用以固定身軀，向前伸直雙腿，懸掛在空中，維持約20秒，重複3次。

4. 緊合雙眼，緊閉雙唇 (圖18.5)，維持約20秒，重複3次。

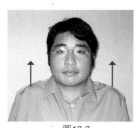

圖18.3
雙肩用力向上縮起。

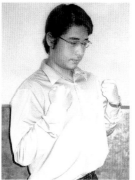

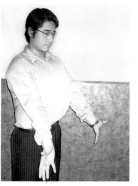

圖18.4
先緊握雙拳，然後伸直手肘及張開手指。

小結

要做好壓力管理，首先要認識它的存在與來由，再借助有效而持之以恒的運動，以化解壓力對我們的影響，這是本書的要旨所在。最後，大家在食物質素與控制上亦要有嚴謹的要求。這三方面配合得宜，就是減壓的不二法門。

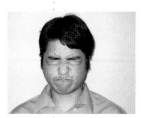

圖18.5
緊合雙眼，緊閉雙唇。

附 錄

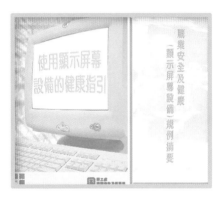

職業安全及健康
（顯示屏幕設備）規例摘要

附錄 1

《職業安全及健康 (顯示屏幕設備) 規例》摘要

摘錄自職業安全健康局《使用顯示屏幕設備的職業安全及健康要點》

　　對於使用顯示屏幕設備可能導致的職業安全及健康問題，在已通過的《職業安全及健康 (顯示屏幕設備) 規例》中便有所規定。規例建議僱主對顯示屏幕設備工作間進行風險評估，找出潛在危害，從而釐訂須採取的預防及改善措施，而僱員則應與僱主合作，在使用顯示屏幕設備的工作地點遵從安全工作制度和工作方法，以免發生危險。此規例更會規定僱主須為僱員提供適當的訓練，讓僱員認識和了解有關使用顯示屏幕設備工作的危害、預防措施及其重要性。本文將簡介使用顯示屏幕設備的潛在危害、預防措施及其重要性，討論規例對工作間的一般規定要素及有關注意要點，以供僱主及僱員參考。

顯示屏幕設備工作間的組件

　　操作顯示屏幕設備的工作間備有以下的組件配合。只有適當的組件配合，才可舒適的操作電腦工作，保障僱員的職業安全及健康。

- 顯示屏幕設備
- 有關的家具，如椅子、書桌及工作檯面
- 周邊設備如打印機及文件夾
- 周圍的工作環境如照明、溫度、濕度、噪音及通風

風險評估

　　根據《職業安全及健康(顯示屏幕設備)規例》第4條，工作地點內的顯示屏幕設備工作間在首次使用前，必須經由負責人進行風險評估才可使用。顯示屏幕設備工作間的風險評估應包括：

- 識別顯示屏幕設備工作間的潛在危害
- 評估顯示屏幕設備工作間對使用者的安全及健康造成的風險
- 評估的有關項目必須包括顯示屏幕、輸入裝置、工作檯、座椅、文件架及腳踏等附件，以及工作環境等
- 決定現行預防措施是否足夠
- 記錄評估結果，並在該顯示屏幕設備工作間停止使用後，保留該評估記錄最少兩年

註：《職業安全及健康(顯示屏幕設備)規例》已於2002年4月24日在香港立法會通過，並於2003年7月4日起正式生效及實施。

附錄 2

顯示屏幕設備工作間評估表

A. 顯示屏幕設備距離

_____ 毫米 (350-600毫米)

位置：前方 □　側面 □

B. 鍵盤

手腕墊 □

可調校斜度 □

前臂與上臂角度：_____

C. 工作檯面

尺寸：_____

足部空間：_____

D. 座椅

座椅尺寸：_____

高度：_____ (可調校的 □) (400-500毫米)

承托：靠背 (可調校的 □　硬度適中 □　角度 □)

手靠 □

E. 腳踏　可以調校 □

F. 環境評估

* 照明
  照明度：_____ (300 - 500 勒克斯)
  照明角度： 90° □

* 噪音
  與噪音音源距離 _____
  聲音指數：_____分貝 (A) （少於60分貝）

* 溫度及濕度
  溫度：_____ (℃)
  濕度：_____ (%)

* 其他

  _____

  _____

  應使用之儀器概述：

  1. 測光錶

  2. 噪音探測器

  3. 濕度計

  4. 數碼尺……

  ┌───┐
  │ 備註   │
  │   個人特殊情況 (例如：體格、主要工作 ………) │
  │   │
  │   環境限制 (例如：顯示器及其他配件的位置限制 ………) │
  │   │
  └───┘

資料來源：職業安全健康局 (OSHC)

專家推介

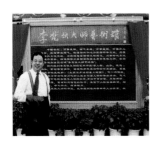

書畫家李梵伕先生特為本書題字

李梵伕先生

　　著名書畫篆刻家。早年畢業於廣州美術學院，是嶺南派第四代傳人。

　　現擔任世界華人美術家協會副主席、國際水墨畫家聯盟主席、湛江霞山花鳥長廊李梵伕大師藝術華堂堂主、湛江市政協委員等公職，五十多年來在國際藝術界的有良好聲譽和貢獻。

＊　　　　　＊　　　　　＊

　　香港保險業競爭激烈，保險從業員大多每天工作時間冗長，保險營業員尤其更需分秒必爭地爭取更佳業績，及為客戶提供周全的服務，造成沉重的工作壓力。

　　在積極發展事業之餘，不少保險從業員已意識到均衡生活的重要，亦開始重視其起居飲食方式，但卻往往忽略對身體健康有深遠影響的日常生活細節，例如沒有注意要經常紓緩精神壓力和保持正確坐立姿勢等。各從業員若能及早掌握專家提供的日常保健要點，並付諸實行，必能活出更健康、更豐盛的人生。

王建國先生

　　現任英國保誠保險有限公司行政總裁，執掌英國保誠香港辦事處之管理及業務拓展。

　　王氏服務保險業逾三十年，資歷深厚，並曾分別於香港及加拿大擔任一美資跨國保險集團之管理層要職。憑藉王氏豐富的保險業管理經驗，對保險業發展貢獻殊多，備受業內人士尊敬。